北京中医药大学特色教材

中医常见症状护理

（供中医护理学、临床护理学等相关专业用）

主　编　郭海玲　马雪玲

全国百佳图书出版单位
中国中医药出版社
·北　京·

图书在版编目（CIP）数据

中医常见症状护理 / 郭海玲，马雪玲主编 . 北京：中国中医药出版社，2024. 8. --（北京中医药大学特色教材）.

ISBN 978-7-5132-8855-2

Ⅰ. R248

中国国家版本馆 CIP 数据核字第 2024NE4136 号

中国中医药出版社出版

北京经济技术开发区科创十三街 31 号院二区 8 号楼

邮政编码　100176

传真　010-64405721

北京盛通印刷股份有限公司印刷

各地新华书店经销

开本 787×1092　1/16　印张 11.25　字数 258 千字

2024 年 8 月第 1 版　2024 年 8 月第 1 次印刷

书号　ISBN 978 – 7 – 5132 – 8855 – 2

定价　52.00 元

网址　www.cptcm.com

服务热线　010-64405510

购书热线　010-89535836

维权打假　010-64405753

微信服务号　zgzyycbs

微商城网址　https://kdt.im/LIdUGr

官方微博　http://e.weibo.com/cptcm

天猫旗舰店网址　https://zgzyycbs.tmall.com

如有印装质量问题请与本社出版部联系（010-64405510）

北京中医药大学特色教材

《中医常见症状护理》编委会

主　　编　郭海玲（北京中医药大学东直门医院）

马雪玲（北京中医药大学护理学院）

副 主 编　郑莉萍（北京中医药大学东直门医院）

郝　丽（首都医科大学附属北京中医医院）

唐　玲（北京中医药大学东方医院）

李　静（中国中医科学院西苑医院）

曹艳霞（中国中医科学院望京医院）

黄少兰（中国中医科学院眼科医院）

焦蕴岚（北京中医药大学东方医院）

编　　委（以姓氏笔画为序）

王　芳（北京中医药大学东直门医院）

王　玮（中国中医科学院眼科医院）

王　琛（中国中医科学院眼科医院）

王　黎（北京中医药大学护理学院）

王冬晖（北京中医药大学东方医院）

王亚丽（首都医科大学附属北京中医医院）

牛丽强（北京中医药大学东直门医院）

文　杰（中国中医科学院西苑医院）

石春红（首都医科大学附属北京中医医院）

田润溪（北京中医药大学东直门医院）

乔　雪（北京中医药大学护理学院）

刘　娜（北京中医药大学东直门医院）
刘红红（中国中医科学院眼科医院）
刘红鑫（北京中医药大学房山医院）
刘肄媛（北京中医药大学东方医院）
孙瑞阳（北京中医药大学护理学院）
芦红梅（北京中医药大学东直门医院）
苏春香（北京中医药大学护理学院）
李　旭（中国中医科学院西苑医院）
李　杰（北京中医药大学东直门医院）
李　娜（北京中医药大学第三附属医院）
李佳玥（北京中医药大学东直门医院）
杨俊行（北京中医药大学东直门医院）
宋丽波（中国中医科学院西苑医院）
张翠莲（北京中医药大学东直门医院）
岳丽娜（首都医科大学附属北京中医医院）
金秀均（中国中医科学院望京医院）
金凤财（北京中医药大学第三附属医院）
周颖萍（北京中医药大学东直门医院）
郑玉红（首都医科大学附属北京中医医院）
赵国敏（首都医科大学附属北京中医医院）
胡海荣（北京中医药大学东方医院）
侯　乐（中国中医科学院眼科医院）
姜　婧（北京中医药大学护理学院）
高　宁（北京中医药大学东直门医院）
郭　月（首都医科大学附属北京中医医院）
郭　雪（首都医科大学附属北京中医医院）
智　慧（北京中医药大学东方医院）

前 言

为进一步深化教育教学综合改革，依托学校一流学科和一流专业的优势与特色，全面推进适应国家发展战略需求，建设信息技术与教育教学深度融合、多种介质综合运用、表现力丰富的新形态高水平教材，北京中医药大学启动了“特色教材建设项目”。

本套特色教材以习近平新时代中国特色社会主义思想为指导，紧密结合高等教育发展和教育教学改革的新形势，按照“立德树人、以文化人”的宗旨，将教材建设与教学、科研相结合，以我校专业建设、课程建设、教育教学改革成果为依托，力争建设一批体现中国立场、中国智慧、中国价值及中医药优秀文化，符合我校人才培养目标和培养模式，代表我校学术水平的高质量精品教材，充分发挥教材在提高人才培养质量中的基础性作用。

本套特色教材从最初的立项到书稿的形成都遵循着质量第一、特色突出的原则。每一个申请项目都经过学校教学指导委员会初选，再由校内外专家组成评审委员会对入围项目进行评审，教材书稿形成后又由校内外专家进行审读，严把质量关。根据教学需要，先期推出十余本特色教材，内容涵盖中医学、中药学、中西医临床医学、针灸推拿学、护理学等专业，既有理论阐述，又有临床实践及实验操作。本套特色教材在编写过程中适度融入了课程思政的内容，并在融合出版方面进行了适当探索。

本套特色教材的建设凝聚了北京中医药大学多位中医药行业高等教育工作者的集体智慧，体现了他们齐心协力、求真务实、精益求精的工作作风。谨此向全体组织人员和编写人员致以衷心的感谢。尽管所有组织者与编写者竭尽心智，精益求精，本套特色教材仍有进一步提升的空间，敬请广大师生提出宝贵意见和建议，以便不断修订完善。

北京中医药大学

2023 年 11 月

编写说明

随着中医学的不断发展和普及，中医护理学作为中医学的重要分支，日益受到广大学者和护理从业者的关注。为了更好地推广中医护理知识，提高护理人员的中医护理能力，我们编写了这本《中医常见症状护理》教材。

本教材以临床常见症状为导向，结合中医护理基本理论，突出常见症状中医护理的特色和优势，旨在培养学生的评判性思维、中医护理思维、循证护理思维及护理实践能力，保持和发挥中医药特色与优势，促进中医药的发展。

本教材以临床常见症状的中医特色护理为依托，设计及组织内容，以护理临床思维培养为主线，共汇集常见症状21个，每个症状从概述、护理评估、辨证分型、护理措施、中医特色护理技术、案例分析等几个方面进行阐述。

每章重点介绍常见症状的中医护理评估和护理措施。尤其是护理措施部分，从一般护理、临症施护到健康指导，贯彻辨证施护的理念和策略，帮助护理人员更好地理解、辨析症状，从而采取针对性的中医特色护理技术，如刮痧、艾灸、拔罐、中药贴敷等，指导护理人员在实际工作中灵活运用中医护理技术。每章后有案例分析，以巩固练习，强化实操，加强应用学习指导。

本教材从患者感受出发，以症状为主线，充分体现中医特色护理优势，指导辨证施护，并通过典型病例分析培养学生的中医临证思维。在拓展学习模块，引入循证护理方法及实践的内容，培养学生的循证护理思维和评判性思维。

本教材以临床实践为引领，以中医优势专科特色护理为切入点，并拓展循证、评判性思维训练，贯穿“以患者为中心”的护理理念，强化学生对中医护理的认识，助力中医护理文化的传承与发展。

本教材编写团队由具有丰富中医护理教学和实践经验的专家组成，他们在中医护理方面有深厚的造诣。我们还邀请了相关领域的专家对本教材进行指导，确保教材内容的科学性和实用性。

第一章发热由李旭、文杰编写，李静、孙瑞阳审修；第二章咳嗽由曹艳霞编写，孙瑞阳审修；第三章喘促由唐玲、李娜编写，姜婧审修；第四章胸闷由宋丽波、文杰编写，王黎审修；第五章心悸由李静编写，王黎审修；第六章眩晕由唐玲、李娜编写，姜婧审修；第七章神昏由郑莉萍、王芳、芦红梅、杨俊行编写，苏春香审修；第八章疼痛由金秀均编写，孙瑞阳审修；第九章不寐由黄少兰、王琛编写，王黎审修；第十章呕吐由金秀均、刘红鑫编写，孙瑞阳审修；第十一章腹胀由胡海荣、王冬晖编写，苏春香审修；第十二章泄泻由焦蕴岚、刘肄媛编写，高宁、苏春香审修；第十三章便秘由张翠莲、李杰、田润溪、周颖萍编写，苏春香审修；第十四章便血由刘肄媛、智慧编写，苏春香审修；第十五章癃闭由金凤财、李娜编写，姜婧审修；第十六章消渴由郭海玲、李佳玥、刘娜、牛丽强编写，姜婧审修；第十七章水肿由郭雪、赵国敏编写，乔雪审修；第十八章皮肤溃疡由石春红、岳丽娜、郝丽编写，乔雪审修；第十九章视物模糊由王玮、侯乐编写，王黎审修；第二十章崩漏由郭月、王亚丽、郑玉红编写，乔雪审修；第二十一章小儿惊厥由黄少兰、刘红红编写，乔雪审修。各章分别由副主编修改统稿，经编委会审定，最后由主编郭海玲、马雪玲进行统稿、审稿、定稿。

本教材可作为中医护理学、临床护理学专业课的辅助教材，中医类专业选修课的指导教材，还可作为继续教育培训教材、新入职护士规范化培训教材，是非常实用的临床护理工具书。

诚恳希望各院校的同道及读者提出宝贵意见，以便进一步修订完善。

《中医常见症状护理》编委会

2024 年 5 月

目 录

扫描上方二维码，
查看本书数字化资源

第一章 发热

学习目标

识记

1. 发热的定义。
2. 发热的临床表现。

理解

1. 发热常见的病因病机。
2. 不同发热证型的临床特点。
3. 不同发热证型的评估要点。

应用

结合临床情境，对发热患者做出正确的中医护理评估，采用合理的中医护理措施和特色护理技术进行护理。

一、概述

【定义】

发热是指机体在致热原作用下，使体温调节中枢的调定点上移而引起的调节性体温升高。发热可发生于多种疾病过程中，分为外感发热和内伤发热。感受六淫之邪或疫疠之气是导致外感发热的常见病因，情志失调、劳倦过度、饮食不节、瘀热入里是导致内伤发热的常见病因。正邪相争是其基本病机。

【临床表现】

发热的主要临床特征为体温高于正常值。表现为自觉寒冷，甚则出现寒战，加盖衣被不得缓解者，体温多在39℃以下；面红，身大热，大汗出，口干咽燥欲冷饮，尿赤便秘，舌红，苔黄燥，脉洪大者，体温多在39℃以上持续不退；发热如潮水般起伏有定时，有骨蒸潮热感者，多为午后发热或见热势增高而不退，或早晨热退但病程较长；恶寒和发热交替发作且无定时者，多持续反复，经久不愈。

【病因病机】

导致发热的原因很多，主要有外感发热和内伤发热两类。外因导致的发热常为六淫之邪、温热疫毒之气由表及里或直中或逆传所致。按照中医阴阳表里辨证，正邪相争，营卫不和，阳胜则热。正邪相争，邪在肌表则发热伴恶风寒；邪在半表半里则寒热往来；邪气入里，两阳俱盛，多见壮热或潮热；疫毒炽盛可表现为高热寒战；湿热蕴蒸可见身热不扬等。内因引起的发热多由情志不畅，郁而化火，或瘀血内阻，久而化热，或饮食积滞而发热，或气血阴阳亏虚而发热，属中医学“温热病”范畴。

二、护理评估

【现病史及诊断评估】

详细了解病史，发病的节气、节律、病程长短、既往病史及伴随症状等有助于辨别发热的起因、病位和病情轻重。如受季节影响而发，多与外感六淫、疫疠之邪入侵有关，病位在表；久病不愈者可由表及里，甚者可入营血，危及生命；有外伤史者，可考虑是否与感染有关；寒热交替者，多与暑湿和疟蚊叮咬有关；有输血史者，多与血制品有关。

【病因 / 诱因评估】

发热是机体抵抗疾病的一种防御反应，引起发热的原因很多，大致分为感染性发热和非感染性发热。由各种细菌、病毒、支原体等感染引起的发热为感染性发热，临床最为常见；由结缔组织病、恶性肿瘤、中暑等引起的发热为非感染性发热。发热的诱因可有受寒、饮食不洁、过度疲劳等。因此通过评估引起发热的相关因素便于查找对应病因，指导对症护理。

【症状评估】

1. 发热的临床分级 以口腔温度为例，发热可分为低热（37.3 ～ 38℃）、中等热（38.1 ～ 39℃）、高热（39.1 ～ 41℃）和超高热（41℃以上）。

2. 常见热型 稽留热（体温维持在 39℃以上，持续数天或数周，24 小时内波动范围不超过 1℃），弛张热（体温维持在 39℃以上，波动幅度大，24 小时温差可以达到 2℃以上，体温最低时仍高于正常水平），间歇热（体温骤然升至 39℃以上，持续数小时或更长，然后下降至正常或正常以下，经过一个间歇期，体温再次升高，并反复发作，即高热期与无热期交替出现），回归热（体温升至正常范围以上，数天后再回降至正常 1 ～ 2 天再升高，如此交替出现），不规则热（发热无一定规律，持续时间不定）。

【心理社会评估】

因受到病情的影响，发热待查患者常会出现紧张、焦虑、睡眠状态紊乱及恐惧等负面情绪，应及早通过观察患者的言语、情绪、神志及睡眠时间情况了解患者的心理状态，一方面协助医生做好发热原因查明工作，另一方面为患者提供精神心理支持和社会支持，分析心理异常与发热的因果关系，使患者认识到配合医护人员检查治疗、及早确诊的必要性和重要性。

三、辨证分型

【辨证要点】

发热当辨外感和内伤。

【证候分型】

1. 外感发热 按照病邪寒热属性及表里传变规律分为三类。第一类，肌肤卫表遭受风寒外邪侵袭，表现为卫表不和之风寒表证。第二类，肌肤卫表遭受风热外邪侵袭，表现为卫表不和之风热表证。第三类，正气无法祛邪外出，邪气居于半表半里之寒热往来证。

（1）风寒表证：恶寒重，发热轻，兼有头身疼痛，咳嗽，无汗，脉浮或浮紧，舌苔薄白。

（2）风热表证：发热重，兼有恶寒轻，头重痛，咳嗽，咽痛口干，舌边尖红，脉浮数。

（3）半表半里证：恶寒与发热交替出现，寒罢则热，热罢则寒，发无定时。可见一日多发，每日1次或数日1次，持续反复，久发不愈。兼有胸胁苦满胁痛，口干苦，头晕头痛，呕恶吞酸，汗出欲饮，舌淡白，脉弦。

2. 内伤发热 内伤发热其病性总以火热为标，可分为虚实两端：气血阴阳亏虚者属虚，称“虚火”“虚热”；气郁、血瘀、痰湿内郁者属实，称“实火”“实热”。

（1）阴虚发热证：多见于低热，体质消瘦，皮肤干枯，五心烦热，心烦胸闷，兼有午后热甚，颧红盗汗，腰膝酸软，情志不舒，急躁易怒，便结尿赤，舌红，苔黄，脉弦细。

（2）气虚发热证：多见低热，少气懒言，全身疲倦乏力，声音低沉，动则气短，易出汗，头晕心悸，面色萎黄，食欲不振，虚热，自汗，舌淡少苔，脉弦细。

（3）血瘀发热证：午后或夜晚发热，或自觉身体某些部位发热，口燥咽干而不多饮，或肢体有固定痛处或肿块，或有肌肤甲错，面色晦暗，舌紫或有瘀点瘀斑，脉涩。

（4）气郁发热证：发热多为低热或潮热，热势常随情绪波动而起伏，精神抑郁，胸胁胀满，或烦躁易怒，口干口苦，纳食减少，舌红苔黄，脉弦数。

四、护理措施

【一般护理】

1. 病情观察 观察患者的体温变化、发热规律及伴随症状，并做好记录。若体温在37.5℃以上者，每日测量4次；若体温在39℃以上者，每4小时测量1次，或遵医嘱执行；体温正常3日后，每日测量1次；危重患者遵医嘱测量。

2. 病室环境 病室内应清洁、舒适、安静。病室内早晚进行通风，避免对流风。夏季可用空调来调节室温，但室温不宜过低。

【临症施护】

1. 发热期间注意休息，减少活动，多饮水，保持口腔清洁，在晨起、饭后、睡前协助患者漱口，避免口腔内感染的发生；加强皮肤护理，大量汗出者应及时擦干汗液，更换床单和衣服，防止受凉，保持皮肤清洁、干燥。

2. 注意观察发热的伴随症状，如有无寒战、关节肿痛、腹痛、淋巴结肿大、结膜充血、疱疹及意识障碍等。及时通知医生，遵医嘱给予对症处理。伴有头身、关节疼痛者，遵医嘱予口服解热镇痛药，指导患者饭后服用，以减少对胃肠道的刺激；伴心悸、胸闷、憋气者密切观察心率变化，遵医嘱给予氧气吸入。

3. 中高热患者遵医嘱采用物理降温，如冰袋冷敷、酒精擦浴等。实施降温措施30分钟后再测量体温，做好交班和记录。

4. 高热惊厥患者，注意保持呼吸道通畅，可用牙垫或包有纱布的压舌板置于上下齿之间，防止舌咬伤。必要时使用床档、约束带，做好安全护理。

【健康指导】

（一）生活起居护理

1. 起居有节，劳逸适度。根据季节变化增减衣物，注意保暖，减少去人流密集的地方，避免外感的发生。

2. 加强锻炼，增强体质。日常锻炼可选择散步、慢跑、骑自行车、打太极拳等。汗出后注意保暖，及时更换衣物。

3. 在烈日下工作时要注意个人防护，在湿热环境中宜穿宽松、透气及浅色衣服等。如果出现头晕、乏力、胸闷不适等中暑先兆，应迅速离开高温环境，在阴凉通风处安静休息，并服用清凉饮料及解暑药物。

（二）饮食护理

一般饮食原则为以清淡易消化、富于营养的流食、半流食为宜，忌食辛辣、刺激之品。

1. 外感风寒者忌冷饮、冷食，宜热食。可用姜、葱、胡椒等作为调味品放于粥和汤中同食。姜糖水：生姜去皮，洗净切丝，加水适量，煮5分钟，加红糖适量，待红糖全部融化后关火，热服，可频服。

2. 外感风热口渴者可服西瓜汁。西瓜肉500g，去籽，榨取果汁，频服。

3. 头身疼痛者可用鲜藿香、鲜佩兰、薄荷代茶饮。

4. 五心烦热者可服用五味枸杞饮。取醋炙五味子5g、枸杞子10g、白糖适量，将五味子和剪碎的枸杞子放入瓷杯中，以沸水冲泡，温浸片刻，再调入白糖。趁热频饮，随饮随兑入沸水适量至味淡。

5. 潮热者可食鲜李汁，鲜熟李子1000g，去核，将肉切碎，以洁净纱布搅汁，每次50mL，每日3次。

6. 鼻衄便血者可食蕹菜汤。取蕹菜250g、冰糖适量，将蕹菜择洗干净，切碎，放入锅中，加清水，煮汤，调以冰糖（或蜂蜜）进食。

7. 小儿风热惊厥可食梨粥。取鸭梨3个、粳米100g，将鸭梨冲洗干净，切碎，放入锅中，加清水煮半小时，捞去梨渣，再加入淘洗干净的粳米，续煮至粥成。

8. 对于具有传染性的寒热往来，可遵医嘱进行抗疟治疗。取青蒿30g，水煎，于发疟前两小时服，连服3日。

（三）服药护理

1. 遵医嘱准确给药，并注意观察患者用药后反应，复测体温并及时记录。同时向患者做好药物相关知识的宣教。

2. 解表汤药煎煮时间不宜过长，可大火快煎，转小火煎，需15分钟，以防有效成分流失而降低药效。宜少量多次服下。

3. 寒者，汤药宜热服，服药后可服热饮料、热米粥或热米汤以培汗源，盖被保暖，助微汗出。风热犯肺者，汤药宜凉服。

4. 虚热者所服药物中多有补气药，服药后忌食萝卜、浓茶，以免影响疗效，且汤药宜空腹热服。

5. 大便秘结者，服泻下药后，要注意大便次数、形状，症状缓解后及时遵医嘱停药。

6. 服发汗药后，嘱患者避免服用醋酸生冷之品。

（四）运动护理

1. 发热患者应减少活动，避免剧烈运动。发热时，人体内产热增加，剧烈运动会加速肌肉组织的代谢，使身体内的蛋白质大量分解，维生素和很多营养物质被大量消耗，免疫力与抗病力也会大大降低。人体在发热的时候，心率加速，血液循环加速，而体温每升高1℃，心率每分钟就增加10～20次，使心脏血液的搏出量增多，从而加重心脏负荷；如果再剧烈运动，就会进一步增加心脏负担。另外，剧烈活动后大量汗出可出现脱水，甚至晕厥。

2. 充分休息和治疗，以提高机体免疫力，战胜疾病，早日康复。

（五）情志护理

1. 认真倾听患者诉求，了解患者的心理状态。

2. 体温上升、高热持续不退者多有恐惧、焦虑情绪，多与患者沟通，遵医嘱对症处理，向患者讲解发热的原因，帮助患者树立战胜疾病的信心。

3. 采用听音乐、听广播、读书等方式转移患者的注意力，减少其对疾病的疑虑。

4. 与患者家属做好沟通，加强生活护理，加强对患者的关注与开导，共同面对疾病，以促进疾病及早痊愈。

五、中医特色护理技术

（一）毫针刺法

1. 恶寒发热者，遵医嘱针刺风池、合谷、大椎、曲池，得气后施提插捻转法，以遍身出汗为宜，留针30分钟；头痛者可加百会、太阳穴。

2. 高热伴神昏、抽搐者，遵医嘱针刺人中穴，向上斜刺0.3～0.5寸，得气后提插捻转或用指甲按掐；小儿高热惊厥可用三棱针取十宣点刺放血，4～5滴即可。

3. 观察患者有无晕针、滞针等情况发生，如有，对症处理。

（二）刮痧

暑湿发热恶寒者，主穴为背部两侧膀胱经腧穴。患者取坐位，重刮两侧的膀胱经，点按风门、肺俞穴。刮拭手法以泻法为主，先轻刮，患者适应后加大力度，以患者能耐受为度，每个部位刮拭30～40次，速度约每秒两次，刮至毛孔张开出现红紫色痧点和痧斑；每个穴位点按3～5次，总时间不超过15～20分钟，其间随时观察病情及局部皮肤颜色变化，询问患者有无不适。刮痧后嘱患者卧床休息，注意保暖、避风，饮温开水1杯，约250mL。

（三）艾灸

恶寒发热汗出不畅者，主穴选大椎、曲池艾灸以透汗出。艾炷灸5～7壮，艾条灸20分钟。避免烫伤，注意保暖。

六、案例分析

【病例资料】

患者李某，女，52岁。自述4天前上班时因天气突变而衣着单薄感寒，自感恶寒，鼻塞流清涕，稍咳，喷嚏，因工作繁忙未注意。两天前开始出现鼻塞，流涕，发热、怕冷，头痛。昨晚发热汗出，微恶寒，头胀痛，鼻塞流浊涕，口渴喜饮，咽喉疼痛，咳嗽咳黄稠痰，小便黄。体温39.8℃。咽部充血，扁桃体Ⅱ度肿大，无脓点。舌苔薄黄，脉浮数。

【护理评估】

病史中患者体温39.5℃，从发热程度上辨为高热；患者因受凉而发热属外感发热；就诊时见发热，微恶寒，头胀痛，鼻塞流浊涕，口渴喜饮，咽喉疼痛，咳嗽咳黄稠痰，舌苔薄黄，脉浮数，中医证型辨为恶寒发热。

【护理措施】

1. 指导患者适当添加衣被，以保暖。
2. 指导患者多饮温水或果汁。

3. 中药煎煮时宜武火快煎，温服，每日 4 次。
4. 指导患者观察记录体温变化规律，为进一步就医提供资料。
5. 指导患者用热毛巾敷鼻部，指压迎香，缓解鼻塞流涕。
6. 遵医嘱予艾灸，灸大椎、曲池穴 20 分钟，以助汗出。

【护理转归】

患者 3 日后体温正常，无恶寒、汗出，鼻塞流涕症状减轻。

拓展学习

美国危重病医学会和美国感染性疾病学会 2023 年发布了《ICU 内成人患者新发发热的评估》，是对《成人 ICU 内危重症患者新出现发热的处理指南（2008 版）》的更新，用于指导危重症患者发热的诊治。请问引起危重症患者新出现发热的原因和护理观察要点有哪些？

第二章 咳嗽

学习目标

识记

1. 咳嗽的定义。
2. 咳嗽的临床表现。

理解

1. 咳嗽常见的病因病机。
2. 咳嗽各证候分型的临床特点。
3. 咳嗽的评估要点。

应用

结合临床情境，做出咳嗽正确的中医护理评估，采用合理的中医护理措施和特色护理技术。

一、概述

【定义】

咳嗽，是指由于邪客肺系或脏腑功能失调导致肺失宣降，肺气上逆作声，或咳吐痰液的一种肺系病症。有声无痰为咳，有痰无声为嗽，有痰有声为咳嗽，临床因声痰并见，难以截然分开，故以咳嗽并称。咳嗽既是一个症状，又是中医学中一种独立的病证。咳嗽之名始见于《黄帝内经》，并以脏腑命名，分为肺咳、肝咳、心咳、脾咳、肾咳，认为“五脏六腑皆令人咳，非独肺也”。

【临床表现】

肺气不清，失于宣肃，上逆作声而引起咳嗽为本证的主要表现。由于感邪性质、痰的寒热、火的虚实、影响的脏腑等不同，咳嗽有不同的临床表现。咳嗽的节律、异常感觉、病程长短、发作程度，咳声的音调、音色、音量等属性，咳痰或无痰，以及与咳嗽具有稳定搭配关系的诱发、加重因素或发生、加重时间等限定因素均为咳嗽的临床特征。

【病因病机】

（一）病因

咳嗽之病因有外感六淫和内邪干肺两大类。六淫之邪从口鼻或皮毛而入，侵袭肺系；或吸入烟尘、异味气体，使肺气壅遏，气道不利，肺失肃降，肺气上逆而引起。六淫皆能令人咳，但风为六淫之首。内伤咳嗽总由脏腑功能失调、内邪干肺所致，包括肺脏自病和他脏及肺。中医学认为，“脾为生痰之源”“肺为贮痰之器”“肾为生痰之本”。脾阳根植于肾阳，肾阳充足是脾阳健旺的根本；脾主运化，伤脾而使其失去运化功能，造成水湿内停凝结成痰；肺主呼吸，调节气的出入和升降，邪气袭肺，致肺内津液凝聚成痰。

（二）病机

咳嗽的病位主要在肺，与肝、脾、肾关系密切，后期病及心。其主要病机为内外邪气犯肺，肺失宣降，肺气上逆。外感咳嗽与内伤咳嗽可相互影响与转化。外感咳嗽以风寒、风热、风燥为主者，多属实证，其病尚浅而易致，但燥与湿两者较为缠绵；内伤咳嗽多为宿病，常反复发作，迁延不愈，常兼其他脏病证，其中，痰湿、痰热、肝火多属邪实，日久伤肺，津液失布，血行不畅，痰瘀互阻而有痰饮咳喘之变。一般而言，咳嗽的轻重可反映病邪的甚微，但在某些情况下，因正虚不能祛邪外达，咳虽轻微，但病情却重，应加以警惕。

二、护理评估

【现病史及诊断评估】

咳嗽临床特征为咳逆有声，或咳吐痰液，或两者并现；体征可为听诊两肺呼吸音正常或增粗，或可闻及干湿啰音。由外感引发者，多起病急、病程短，常伴恶寒发热等表证；由外感反复发作或其他脏腑功能失调引发者，多病程较长，可伴喘及其他脏腑失调的症状。

详细了解病史：如咳嗽的性质、程度、持续时间、规律、咳声大小，有无吐痰，咳嗽时呼吸状况，以及伴随症状。咳痰最多的时间，痰液的颜色、性状、气味、量、咳出难易。有无喘促、发绀、痰中带血等伴随症状。可参照中华人民共和国中医药行业标准（附表 1）进行初步评估筛查。

【病因 / 诱因评估】

外感六淫和内邪干肺是引起咳嗽的常见病因。2015 年中华医学会呼吸病学分会哮喘学组发布的《咳嗽的诊断与治疗指南》延用了 2009 版的咳嗽的分类和常见病因（表 2–1）。

表 2-1 咳嗽的分类和常见病因

咳嗽分类	病程（周）	常见病因
急性咳嗽	≤ 3	普通感冒、急性气管 – 支气管炎
亚急性咳嗽	3 ～ 8	感染后咳嗽（又称感冒后咳嗽），上气道咳嗽综合征（UACS）又称鼻后滴流综合征（postnasal drip syndrome，PNDS），咳嗽变异性哮喘（CVA）
慢性咳嗽	≥ 8	UACS、CVA、嗜酸粒细胞性支气管炎（EB）、胃食管反流性咳嗽（GERC）、变异性咳嗽（AC）等

【症状评估】

中华医学会呼吸病学分会哮喘学组 2021 年在《咳嗽的诊断与治疗指南（2015）》基础上修订了咳嗽评估部分内容，推荐咳嗽的评估主要包括视觉模拟量表（VAS）、咳嗽症状积分、生活质量测评、咳嗽频率监测及咳嗽敏感性检测等。

1. 咳嗽症状积分：根据咳嗽发生的时间可分为日间咳嗽和夜间咳嗽，根据咳嗽的频率、强度和对睡眠及日常活动的影响，可分为 0 ～ 3 分 4 个等级（表 2–2）。

表 2–2 咳嗽症状积分表

分值（分）	日间咳嗽症状积分	夜间咳嗽症状积分
0	无咳嗽	无咳嗽
1	偶短暂咳嗽	入睡时有短暂咳嗽或偶有夜间咳嗽
2	频繁咳嗽，轻度影响日常活动	因咳嗽轻度影响夜间睡眠
3	频繁咳嗽，严重影响日常活动	因咳嗽严重影响夜间睡眠

2. 视觉模拟量表：量表由一条长度 100mm 的直线构成，数字越大，咳嗽的程度越重，0mm 表示从不咳嗽，100mm 表示最严重的咳嗽。先由患者根据自我感觉的咳嗽严重程度在线上相应位置标记，再测出直线起始点至标记点的距离即为评分数值。此方法不仅主观性强，在体现变化方面也很灵敏。在用于治疗前后的纵向比较时，VAS 能够很好地体现差异，有较好的重复性与效度，与咳嗽生活质量也有较好的相关性。

3. 咳嗽生活质量测评：针对咳嗽的专用量表主要为慢性咳嗽影响问卷（CCIQ），包括咳嗽专用生活质量问卷（CQLQ）、莱塞斯特咳嗽生命质量问卷（Leicester cough questionnaire，LCQ），均表现出良好的信度、效度及反应度，在系统评价咳嗽程度和疗效过程中逐渐显示其重要作用，指南推荐采用中文版莱塞斯特咳嗽生命质量问卷（LCQ）（附表 2）对咳嗽相关生活质量进行评估。

4. 咳嗽频率监测：咳嗽症状积分、VAS 和咳嗽生活质量测评仍为主观评价工具。咳嗽频率监测是对患者一定时间内发生的咳嗽频次、强度及其特征所进行的客观记录和分析，是客观评估咳嗽病情及疗效观察的理想方法。但国内尚无此类仪器，临床应用受限。

5. 咳嗽敏感性检查：可用于疗效判断和咳嗽机制的研究。通过雾化方式使受试者吸入定量的刺激物气溶胶，刺激相应的咳嗽感受器而诱发咳嗽，并以激发咳嗽≥ 5 次的刺激物浓度（C5）作为咳嗽敏感性的指标。常用辣椒素（TRPV1 激动剂）吸入进行咳嗽激发试验。采用咳嗽激发试验评估咳嗽敏感性的安全性、耐受性和可重复性好，有助于识别咳嗽高敏患者，可作为定量评估咳嗽的客观指标，但不能取代主观指标来评估咳嗽频率和严重程度。

【心理社会评估】

护理人员应主动介绍疾病知识，使患者了解引起咳嗽的原因和转归，病情较长者，予以安慰和鼓励，消除消极悲观态度及焦虑情绪。保持心情舒畅，采取说理开导、移情易性、认知疗法、暗示疗法进行情志护理。还可运用五音疗法中的商调、羽调等音乐，抒发情感，调理气血阴阳，尤其对肝火犯肺者，应劝慰患者忌怒。可采用莱塞斯特咳嗽生命质量问卷进行综合评估。

三、辨证分型

【辨证要点】

1. 辨外感、内伤 主要根据病势、病程、兼证等进行辨证。

2. 辨证候虚实 主要根据咳嗽的声音、节律、时间及痰液特点进行辨证。咳嗽痰少，或干咳无痰，多属燥热、气火、阴虚；痰多者，常属痰湿、痰热、虚寒；痰白清稀者，属风、寒；痰白而稠厚者属湿；痰黄而黏稠者，属热；痰中带血者，多属肺热或肺阴虚。

【证候分型】

（一）外感咳嗽

1. 风寒袭肺 咳嗽声重发闷，急促频繁，咽痒气急，痰稀薄白，常伴鼻塞、流清涕、打喷嚏、恶寒无汗头痛、肢体酸楚等症。舌苔淡白，脉浮或浮紧。

2. 风热犯肺 咳嗽频繁剧烈，咳声嘶哑或粗亢，咽干口渴，痰黏色白或黄稠，咳吐不爽，常伴鼻流黄涕，微咳，头痛汗出，肢体酸楚，或有发热、恶风等表证表现。舌质红，苔薄黄，脉浮数或浮滑。

3. 风燥伤肺 干咳无痰，喉痒干痛，唇鼻干燥，痰少而黏难咳，或痰中带血丝，伴咽干喉痒、唇鼻干燥、口干，初起或伴鼻塞、头痛、微寒身热等症。舌质干红而少津，苔薄白或薄黄，脉浮数。

（二）内伤咳嗽

1. 痰湿蕴肺 咳嗽多痰，咳声重浊，痰多易咳，黏腻或稠厚成块或稀薄，色白或带灰色，晨间或食后咳痰甚，进肥甘食物加重，因痰而咳，咳出痰止，伴胸脘胀闷、呕恶、纳差、腹胀、神疲乏力、身重困倦、大便时溏。舌苔白腻，脉濡滑。

2. 痰热郁肺 咳而气喘，咳嗽声重，气粗，或喉中有痰声，痰多质黏或稠黄，不易咳出，或有热腥味，或咯血痰，伴胸胁胀满，咳时引痛，面赤，口鼻气热，口苦咽干而黏欲饮。舌质红，舌苔黄，脉滑数。

3. 肝火犯肺 气逆咳嗽阵作，咳时面红目赤，烦热咽干，咳引胸痛，可随情绪波动增减，常感痰滞咽喉，量少质黏难咳，或痰如絮条，口干口苦，胸胁胀痛。舌红或舌边红，苔薄黄少津，脉弦数。

4. 肺阴亏耗 干咳少痰，或痰中夹血丝，或声音逐渐嘶哑，伴口燥咽干，或午后潮热，颧红，手足心热，胸部隐痛，潮热盗汗，神疲乏力，形体消瘦。舌红少苔，脉细数。

四、护理措施

【一般护理】

1. 观察咳嗽的时间、节律、性质、声音及加重因素。

2. 观察并记录痰液的色、质、量、味及咳痰情况等，正确留取痰标本并及时送检，以清晨漱口后咳出的第一口痰为宜。

3. 观察体温、呼吸等生命体征的变化，若出现高热不退、呼吸困难、咳痰腥臭、咯血和脓血相间，或出现胸闷、喘憋、胸肋隐痛、头晕头痛、尿量减少，或出现体温骤降、四肢不温、心悸、汗出、嗜睡等情况，应立即汇报医生，配合抢救。

【临症施护】

1. 鼓励患者有效咳嗽。可先漱口或饮少量水湿润咽喉，先深吸一口气，屏气 1 ～ 2 秒，再用力咳嗽，将深部的痰咳出。由于病情、年龄条件不一，对咳痰的耐受力有差异，因此，给患者及家属做好排痰前的解释工作，包括目的、方法、无效咳痰的后果。

2. 痰黏难咳时，协助患者取半卧位，定时翻身；或用空心掌自下而上、由外向内轻叩患者背部；或遵医嘱用金银花、桔梗、远志各 30g 煎剂，行超声雾化吸入，每次 10 ～ 15 分钟，或予竹沥水口服，以清热化痰；亦可遵医嘱指压肺俞、脾俞、太渊、尺泽、曲池、丰隆等穴，以宣肺化痰。严重咳痰不畅，有窒息危险时，予以吸痰或气管切开。

3. 病重痰多者，宜侧卧，定时更换体位。年老体弱，排痰无力者，若痰液已在咽部，可用吸引器吸出。

4. 痰多、呼吸有浊气者，加强口腔护理，可用温水或 20% 一枝黄花液或银花甘草液漱口，每日 3 ～ 4 次。

5. 长期卧床，痰液黏稠、不易咳出和长期建立人工气道者可进行胸部叩击，叩击时注意以下几点：①伴有咳血、心血管状况不佳、未经引流的气胸、肋骨骨折及病理性骨折者禁止叩击。②手法正确，用力适中，以患者不感到疼痛为宜，发出空而深的拍击音则表示手法正确。③部位正确，叩击时应在肺野进行，避开乳房和心脏，勿在骨突处（如胸骨、肩胛骨、脊柱等）进行，宜从肺下叶开始。④每次以 15 ～ 20 分钟为宜。⑤叩击时防止皮肤发红或破损，可用单层薄布保护，同时避开纽扣或拉链。

6. 体位引流：指导患者取合适的体位，使病变部位处于高位，引流支气管开口向下，间歇做深呼吸后用力将痰咳出，同时轻拍两侧背部。体位引流主要适应于支气管－肺疾病有大量痰液者。引流应在饭前进行，每日1～3次，每次约15分钟。引流后清洁口腔分泌物。如引流过程中出现呼吸困难、心悸、出冷汗等症状应及时停止，予半卧位吸氧。

7. 风寒袭肺咳嗽剧烈、痰白清稀者，可取列缺、肺俞、天突等穴应用闪罐，以宣肺散寒止咳。

8. 痰湿蕴肺者，可取中脘、丰隆、肺俞穴，用闪火法拔罐，以健脾利湿。

【健康指导】

（一）生活起居护理

1. 保持病室洁净、空气新鲜，定时开窗通风，温湿度适宜（温度18～22℃，湿度50%～60%），根据病情辨证调节。避免烟尘、花粉、异味刺激，禁止吸烟。

2. 顺应四时，根据病情变化适当增减衣物，忌直接吹风，防复感。盗汗者及时擦干汗液，更换湿衣被。及时清理痰液，每天消毒痰杯。在呼吸道传染病流行期间，尽量避免去人群密集的公共场所，避免感受外邪诱发和加重病情。

3. 注意休息，避免劳累。在病情许可的条件下，适当进行散步、呼吸操、太极拳等锻炼。燥咳剧烈时，协助患者取坐位或半卧位，舌尖抵上颚，或少量饮水润喉，以减轻咳嗽。

（二）给药护理

1. 内服汤剂，每剂药分2～3次服用，服药时间依据药物的性能、功效、病情遵医嘱选择；采用温服法，特殊治疗需要遵医嘱；服药剂量每次宜200mL，心力衰竭及限制入量的患者每次宜服100mL，老年人、儿童应遵医嘱服用。

2. 内服中药，用温开水送服，散剂用水或汤药冲服；用药前仔细询问过敏史，对过敏体质者，提醒医生关注；密切观察用药反应，对婴幼儿、老年人、孕妇等特殊人群尤应注意，一旦发现异常，应及时报告医生并协助处理；服用胶囊不能锉碎或咬破；合剂、混悬液、糖浆、口服液等剂型的药物不能稀释，应摇匀后直接服用。

3. 静脉用药，用药前认真询问患者药物过敏史；按照药品说明书推荐的调配要求、给药速度予以配制及给药；中药注射剂应单独使用，现配现用，严禁混合配伍；中西注射剂联用时，应将中西药分开使用，前后须有间隔液；除有特殊说明，不宜两个或两个以上品种同时共用一条静脉通路；密切观察用药反应，对老年人、儿童、肝肾功能异常等特殊人群和初次使用中药注射剂的患者尤应加强巡视和监测，一旦出现异常，应立即停药、报告医生并协助处理。

4. 风寒袭肺者，汤药不宜久煎，宜温服，服药后略加衣被，使微微汗出，热退后更衣，忌汗出当风。

5. 风热犯肺者，汤药宜温服。药后观察汗出和体温情况，以微汗、热退、脉静、身凉为佳。

6. 风燥伤肺者，桑杏汤宜偏凉服，杏苏散宜偏温服，服后卧床休息片刻。

7. 痰热郁肺者，汤药宜偏凉服。可用鲜芦根、竹茹煎水代茶，以清热化痰。

8. 肺阴亏耗者，汤药宜少量多次频服。

（三）饮食护理

饮食以清淡、易消化、富营养为原则。忌肥甘厚味、辛辣刺激、粗糙之品，戒烟酒。多食新鲜果蔬。鼓励患者多饮水。

1. 风寒袭肺者，饮食宜温热，如葱白、生姜、紫苏叶，也可服杏仁粥以止咳。忌滋腻、收涩之品，如雪梨膏、川贝露、醋等，以免邪不外达，加重咳嗽。恶寒发热显著时，可用生姜、红糖、红枣加水适量煎服，盖被取微汗。

2. 风热犯肺者，宜食清热化痰止咳之品，如白萝卜、梨、枇杷、甘蔗、荸荠等，忌烟酒。干咳作呛，痰少质黏难咳者可用生梨1只，去皮心，加川贝母10g，冰糖适量蒸服，以润肺化痰；或用雪梨膏1匙，川贝母1.5g，开水调服以润肺止咳；或用金银花、枇杷叶适量，泡水代茶饮，以清热润肺化痰。

3. 风燥伤肺者，宜食清淡素食，如黄瓜、番茄、油菜等多汁蔬菜，宜多饮清凉饮料，如甘蔗汁、酸梅汤、五汁蜜饮等，以润燥止咳。五汁蜜饮制法：白萝卜汁、鸭梨汁、生姜汁、炼乳、蜂蜜调匀即可，多次温服。

4. 痰湿蕴肺者，饮食有节，宜清淡、易消化，配以健脾化湿之品，如赤小豆、薏苡仁、白扁豆、山药等。忌助湿生痰之品，如糯米、甜食、肥腻、辛辣、过咸等。可常以莱菔汁、陈皮水代茶饮，以理气化痰。

5. 痰热郁肺者，宜食清热化痰之品，如丝瓜、冬瓜、竹沥水、枇杷叶粥、海带汤等。多饮新鲜果汁，如梨汁、苹果汁、荸荠汁等。

6. 肝火犯肺者，宜食温凉半流质饮食，如绿豆汁、绿豆百合粥、鲜藕汁、雪梨等，以清热生津止咳。亦可食芹菜、柑橘、麦冬炖梨饮等疏肝泻火。

7. 肺阴亏耗者，饮食宜清淡易消化、滋阴润肺止咳，如银耳、百合、甲鱼、雪梨汁、枇杷汁、甘蔗汁等，也可用麦冬煎水代茶饮。忌燥热之品，如葱、蒜、羊肉。阴虚盗汗者可食百合莲子粥、天冬粥以滋阴。恢复期，宜加强营养，可食鸡汤、猪肉、牛奶等。

五、中医特色护理技术

（一）耳穴贴压

耳穴贴压是指用王不留行籽贴压于耳穴，刺激耳穴，以防治疾病的一种方法。中医学认为耳穴是耳郭表面与人体脏腑经络、组织器官、四肢躯干相互沟通的部位。耳穴埋豆法是通过刺激这些反应点以起到防治疾病的作用。咳嗽可选肺、气管、大肠、脾等穴。但严重器质性疾病（如心脏病）及伴重度贫血者不宜采用，外耳有湿疹、溃疡、冻疮破溃等者不宜采用，妊娠妇女、有习惯性流产史者宜慎用。教会患者自我按压已贴的耳穴，每穴每次最少按30下，每天3次。嘱患者自我按压时持续时间不能超过1分钟，因耳郭血液循环差，容易导致耳郭软骨坏死、萎缩、畸变。患者自我按摩有效的表现为局部酸、麻、胀、痛、灼热感等。一般每次耳穴贴压后保持3～7天。夏天出汗者，贴压耳穴时间不宜过长，建议3天更换1次，以防胶布潮湿或皮肤感染。

（二）穴位贴敷、穴位按压

根据病情可辨证使用疏风宣肺、止咳化痰药贴敷胸背部腧穴，可选天突、膻中、肺俞、定喘、风门、脾俞等。观察局部及全身情况，若出现红疹、瘙痒、水疱等过敏现象，停止使用，立即报告医师，遵医嘱予以处理。贴敷期间，应避免食用寒凉、过咸的食物，以及海味、辛辣、牛羊肉等食物，避免吸烟饮酒。女性患者妊娠期禁用。

穴位按压取穴：肺俞、膻中、膈俞、脾俞、中府、云门、孔最、合谷、肾俞等。根据对疼痛的耐受程度进行穴位按压，女性患者月经期或妊娠期禁用。操作者应修剪指甲，以防损伤患者皮肤。操作时用力要均匀、柔和，注意为患者保暖及保护隐私。操作时要密切观察患者的反应，如有不适应停止按摩并做好相应的处理。

（三）艾灸

艾灸是借灸火的温和热力及药物作用，通过经络的传导，以温通经脉、调和气血、扶正祛邪，达到治疗疾病的功效。咳嗽艾灸取穴：膻中、肺俞、脾俞、足三里等穴。凡属实热证、阴虚阳亢、邪热内炽，如发热、高血压、咳嗽吐血等不宜施灸；头部、颜面部、血管表浅部位、孕妇的腹部及腰骶部、有破溃或溃疡的皮肤局部不宜施灸；对于极度疲劳、体质虚弱、空腹和对施灸恐惧者，应慎施灸。施灸时取穴要准，灸穴不宜过多，热力充足，火力均匀；施灸过程中，严防灸火、艾灰烫伤患者皮肤和衣物，施灸完毕，必须将灸火彻底熄灭；施灸过程中患者勿随意更换体位，以防烫伤；灸后注意保暖，避免受风，半小时内勿洗浴。

（四）中药泡足

中药泡足是通过足浴和足部按摩刺激，促使全身血液循环改善，调节各脏腑器官的功能，改善内脏产生的病理变化，提高机体自我防御及免疫力。可同时按摩涌泉、太冲穴。凡烧伤、脓疱疮、水痘、麻疹及足部外伤者不宜足浴。泡足过程中若药液冷却，应加热后再用。饭后不能立即进行足浴，以免影响消化。因为足浴可加强胃肠蠕动，为保证足浴的治疗时间，足浴前应排尽大小便。水温保持温热，太冷易引起感冒等不适，太热会烫伤皮肤，尤其是糖尿病患者浸泡水温更不宜太高。足部皮肤皲裂者水温不宜太高，泡洗完擦干后应涂上凡士林等。冬天应在膝盖上加盖大毛巾保暖，足浴后立即擦干双脚，注意足部保暖。足浴过程中应加强观察病情，注意患者神志、面色、汗出等情况，发现异常应立即停止并报告医生处理。

（五）中药离子导入

中药离子导入是利用直流电场的作用，使药物离子经过皮肤或黏膜进入人体到达组织间隙，使药物直接作用于病变部位，达到治疗疾病的目的，又称为直流电离子导入。咳嗽中药离子导入的部位为背部听诊湿啰音最明显处。孕妇、婴儿、高热、出血疾患、活动性结核、严重心功能不全、治疗部位有金属异物或带有心脏起搏器的患者慎用，药物、皮肤过敏者慎用。遵医嘱选择处方并调节电流强度，治疗过程中询问患者的感受，如有不适及时调整电流强度。观察患者局部及全身的情况，若出现红疹、瘙痒、水疱等情况，立即报告医师，遵医嘱予以处置。患者不可触动仪器，不可移动体位，不能移动衬垫和入睡，不能触摸金属物体，治疗前排空膀胱。

（六）刮痧、拔罐

用刮痧油涂搽后背膀胱经、督脉，用刮痧板反复刮、擦，以微现红瘀为度，可配合大杼、肺俞、定喘、风门、脾俞等部位拔罐治疗。

凝血机制障碍、高热抽搐患者，溃疡破溃处、皮肤过敏、肿瘤、水肿和大血管处，孕妇的腰骶部和腹部等不宜拔罐。拔罐时使患者取合理、舒适的体位，避开骨骼凹凸不平和毛发较多处，选择肌肉较丰富、富有弹性的部位拔罐，拔罐时动作要稳、准、快，避免酒精灼伤皮肤，走罐时切勿强拉或扭转，以免损伤皮肤。拔罐过程中密切观察局部皮肤反应和全身情况，注意患者有无不适及晕罐先兆。出现晕罐先兆如头晕、心悸、恶心、呼吸急促、面色苍白、四肢厥冷、脉细数等表现，应立即起罐。

六、案例分析

【病例资料】

患者李某，男，70岁，述干咳，咳声短促，痰少黏白，伴口干咽燥，手足心热，日渐消瘦。舌红少苔，脉细数。

【护理评估】

询问病史：患者咳嗽、咳痰5年余，偶有痰中夹血丝，常伴午后潮热，颧红。声音逐渐嘶哑，自觉神疲乏力。咳嗽症状积分表评分为4。

【护理措施】

1. 饮食宜清淡、易消化、滋阴润肺止咳，可食百合莲子粥、天冬粥以滋阴。
2. 协助患者取半卧位，定时翻身，或用空心掌自下而上、由外向内轻叩患者背部。
3. 遵医嘱于肺、气管、大肠、脾等耳穴进行耳穴贴压，每穴每次按30下，每天3次。
4. 遵医嘱于天突、膻中、肺俞、定喘、风门、脾俞等穴位进行穴位贴敷。24小时更换，一般7天为1个疗程。

【护理转归】

患者于住院第3日起，能有效咳痰，咳嗽症状缓解。

拓展学习

中华医学会呼吸病学分会哮喘学组于2015年修订了《咳嗽的诊断与治疗指南》，用于指导咳嗽等疾病的诊治护理。在该指南中增加了循证方法的介绍，其对护理工作的影响有哪些？

第三章 喘促

学习目标

识记

1. 喘促的证候分型。
2. 喘促的临床特点。

理解

1. 喘促常见的病因病机。
2. 实喘与虚喘的辨证要点。

应用

结合临床情境，做出喘促正确的中医护理评估，采用合理的中医护理措施和特色护理技术。

一、概述

【定义】

喘促是因感受外邪、饮食不当、情志失调等导致肺失宣降，肺气上逆，或久病气虚，肾失摄纳，以呼吸困难，甚则张口抬肩，鼻翼扇动，不能平卧等为主要临床表现的一种肺系病症。严重者可由喘致脱而出现喘脱之危重证候。喘病日久可转为肺胀。喘作为一个症状，可出现在多种急慢性疾病过程中，当喘成为这些疾病某一阶段的主症时，即为喘促。其主要见于西医的肺部感染、喘息性支气管炎、慢性阻塞性肺疾病、肺源性心脏病、心源性哮喘及癔病性喘息等，当这些疾病出现喘促的临床表现时，可参照本篇进行辨证施护。

【临床表现】

肺气上逆，失于宣降，或肾失摄纳所引起的喘促表现，如呼吸困难，甚至张口抬肩、鼻翼扇动、不能平卧等，为喘证的各种证候所共有，是喘证的证候特征。

呼吸困难为喘证的特征性证候，临床表现轻重不一。轻者仅见呼吸急迫，呼气吸气深长，一般尚能平卧。重者可见鼻翼扇动，张口抬肩，端坐呼吸，面唇发绀。急发者多表现呼吸深长费力，以呼出为快，胸满闷塞，甚则胸盈仰息，声高气涌，气喘与劳动及体位无关。缓发者多表现呼吸微弱而浅表无力，以深吸为快，声低息短，动辄加重，气喘与劳动及体位明显相关。若病情危笃，喘促持续不已，可见肢冷汗出，体温、血压骤降，心悸，面青唇紫等喘脱危象。

【病因病机】

喘促可由多种病患引起，病因复杂，概言之有外感、内伤两大类。外感为六淫外邪侵袭肺系；内伤为饮食不当、情志失调、劳欲久病等导致肺气上逆，宣降失职；或气无所主，肾失摄纳而成。喘促的病位在肺和肾，与肝、脾关系密切，严重阶段，常影响到心。一般实喘在肺，虚喘责之肺、肾。本证的严重阶段，不但肺肾俱虚，在孤阳欲脱之时，亦可导致心气、心阳衰惫，鼓动血脉无力，血行瘀滞，亡阴、亡阳的危重局面。

二、护理评估

【现病史及诊断评估】

参照中华中医药学会发布的《中医内科常见病诊疗指南》(ZYYXHJ/T6–2008)，进行初步评估筛查。

1. 以气短喘促，呼吸困难，甚则张口抬肩，鼻翼扇动，不能平卧，口唇发绀为特征。

2. 多有慢性咳嗽、心悸等病史，每遇外感及劳累而诱发。

3. 呈桶状胸，叩诊呈过清音，心浊音界缩小或消失，肺浊音界下移，双肺呼吸音低，可闻及干湿性啰音或哮鸣音，或肝脏肿大，下肢水肿，颈静脉怒张。

4. 合并感染者白细胞及中性粒细胞计数可增高。

【病因 / 诱因评估】

喘促的病因很复杂，外邪侵袭、饮食不当、情志失调、劳欲久病等均可成为喘证的病因，引起肺失宣降、肺气上逆或气无所主、肾失摄纳便成为喘证。喘作为一个症状，可出现在多种急慢性疾病过程中，如喘息性支气管炎患者，一般有慢性咳嗽，咳嗽长期、反复、渐重，以冬秋季节为重，咳白黏痰或泡沫状痰，合并感染时咳黄脓痰。吸入刺激性气体后可出现喘息，其属风寒壅肺证，应及时指导对症处理。

【症状评估】

根据患者的相关症状轻重及其对生活影响的程度，参照呼吸困难量表（mMRC）（表 3–1）进行评估患者喘促的严重程度。

表 3–1 呼吸困难量表

mMRC 分级	mMRC 评估呼吸困难严重程度
mMRC 分级 0	我仅在费力运动时出现呼吸困难
mMRC 分级 1	我平地快步或步行爬小坡时出现气短

续表

mMRC 分级	mMRC 评估呼吸困难严重程度
mMRC 分级 2	我由于气短，平地行走时比同龄人慢或者需要停下来休息
mMRC 分级 3	我在平地行走 100 米左右或数分钟后需要停下来喘气
mMRC 分级 4	我因严重呼吸困难以至于不能离开家，或在穿衣服、脱衣服时出现呼吸困难

【心理社会评估】

喘促缠绵难愈，患者精神负担较重，常伴睡眠障碍、焦虑抑郁情绪，应早期了解患者心理状态。应特别注意对精神心理、睡眠状态和社会支持情况的评估，分析判断心理异常和喘促的因果关系，使患者充分认识到良好的心理状态和睡眠对缓解喘促症状的重要性。存在严重精神心理异常的患者应转至精神心理科接受专科治疗。可参照 St George 呼吸问卷（St George's respiratory questionnaire，SGRQ）来评估患者呼吸性疾病的健康受损情况和生存质量。

三、辨证分型

【辨证要点】

1. 辨虚实 喘促的辨证首先应分虚实。可从呼吸、声音、脉象、病势缓急等方面辨别。呼吸深长有余，呼出为快，气粗声高，伴有痰鸣咳嗽，脉象有力，病势多急者为实喘；呼吸短促难续，深吸为快，气怯声低，少有痰鸣咳嗽，脉象虚弱或浮大中空，病势徐缓，时轻时重，遇劳则甚者为虚喘。

2. 实喘当辨外感内伤 外感起病急，病程短，多为表证；内伤病程长，反复发作，无表证。

3. 虚喘应辨病辨脏腑 肺虚者操劳后气短而喘，可见面色㿠白、自汗、易感冒等表现；肾虚者静息时亦有气喘急促，动辄更甚，以面色苍白，或颧红怕冷，或烦热，腰酸疲软为主要症状特点；心气、心阳衰弱者喘息持续不已，伴有发绀、心悸、水肿、颈静脉怒张、脉结代等表现。

【证候分型】

（一）实喘

1. 风寒壅肺证 喘息，呼吸气急，胸部胀闷，咳嗽，痰多稀薄色白，兼有头痛，鼻塞，喷嚏，流清涕，无汗，恶寒，或伴发热，口不渴。舌苔薄白而滑，脉浮紧。

2. 表寒肺热证 喘逆上气，胸胀或痛，息粗，鼻扇，咳而不爽，咳痰黏稠，形寒，身热，烦闷，身痛，有汗或无汗，口渴，溲黄，便干。舌质红，苔薄白或燥黄，脉浮数或滑。

3. 痰热郁肺证 喘咳气涌，胸部胀痛，痰多质黏色黄，或痰中带血，伴胸中烦热，身热有汗，渴喜冷饮，面红，咽干，尿赤，或便秘。舌质红，苔薄黄或黄腻，脉滑数。

4. 痰浊阻肺证 喘而胸满闷窒，甚则胸盈仰息，咳嗽，痰多黏腻色白，咳吐不利，或脘闷，呕恶，纳呆，口黏不渴。舌质淡，苔厚腻色白，脉滑或濡。

5. 肺气郁痹证 每遇情志刺激而诱发，发作时突然呼吸短促，息粗气憋，胸闷胸痛，咽中如窒，但喉中痰鸣不著，平素常多忧思抑郁，或失眠、心悸，或不思饮食，大便不爽，或心烦易怒，面红耳赤。舌质淡或红，苔薄白或薄黄，脉弦或弦数。

（二）虚喘

1. 肺气虚 喘促短气，气怯声低，喉有鼾声，咳声低弱，质痰稀薄，自汗畏风，或见呛咳，痰少质黏，烦热而渴，咽喉不利，面颧潮红，舌质淡红或有苔剥，脉软弱或细数。

2. 肾气虚 喘促日久，气息短促，呼多吸少，动辄喘甚，气不得续，形瘦神惫，小便常因咳甚而失禁，或尿后余沥，面青唇紫，汗出肢冷，跗肿；或见喘咳，面红烦躁，口咽干燥，足冷，汗出如油。舌质淡，苔薄或黑润，或舌红少津，脉微细或沉弱，或细数。

3. 正虚喘脱证 喘逆剧甚，张口抬肩，鼻翼翕动，端坐不能平卧，稍动辄喘剧欲绝，心悸，烦躁不安，肢厥，面青唇紫，汗出如珠。舌质淡而无华或干瘦枯萎，少苔或无苔，脉浮大无根，或见歇止，或模糊不清。

四、护理措施

【一般护理】

1. 根据中医内科一般护理常规进行护理。
2. 喘促发作时卧床休息，取半卧位或端坐位，立即给予氧气吸入。
3. 喘促缓解后，可适当下床活动。
4. 观察病情，做好护理记录。

（1）密切观察哮喘发作的时间、特点、咳痰难易、痰色、痰量、神志、面色、汗出、体温、舌脉，哮喘发作与季节、气候、饮食和精神等因素的关系，以及伴随症状。

（2）突然出现呼吸急促、张口抬肩、胸部满闷、不能平卧时，立即报告医师，配合处理。

（3）哮喘持续发作、汗出肢冷、面青唇紫、烦躁不安、神昏时，报告医师，配合处理。

（4）夜间喘甚、咳稀泡沫痰、心悸尿少、水肿时，立即报告医师，配合处理。

（5）服用含麻黄的汤药后，心率明显增快、血压升高时，立即报告医师，配合处理。

（6）患者主诉鼻、咽、眼部发痒、咳嗽、流鼻涕等，报告医师，配合处理。

（7）出现痰热闭阻、喘息不止、咳痰不利、神志恍惚、烦躁不安、嗜睡时，立即报告医师，配合处理。

【临症施护】

1. 观察喘促的程度及有无发绀，遵医嘱给予氧疗，观察吸氧效果。

2. 取合适体位，如高枕卧位、半卧位或端坐位，指导采用放松术，如缓慢呼吸、全身肌肉放松、听音乐等。

3. 指导患者进行呼吸功能锻炼，常用的锻炼方式有缩唇呼吸、腹式呼吸等。

4. 风寒壅肺证：避免阴冷潮湿，宜偏暖环境，忌食生冷刺激性食物。

5. 表寒肺热证：汤药宜温饮，衣服厚薄宜适度，药后宜微汗；空气宜洁净流通，避免粉尘和异味刺激；多饮水，以稀释痰液利于咳出。

6. 痰热郁肺证：保持适宜的温度和湿度，避免干燥，多饮水，忌食辛辣。尤其注意大便，出现燥结及时给予通便。

7. 痰浊阻肺证：注意拍背排痰，饮食宜清淡，忌食肥甘厚味，建议常服生姜、山药、薏苡仁健脾利湿化痰。

8. 肺气郁痹证：宜以清淡易消化饮食为主，建议常服山药、百合、核桃、黑芝麻、木耳等补益肺肾。

9. 正虚喘脱证：避免强光、噪声的不良刺激。意识朦胧、进食困难者暂时禁食，由静脉补充营养和水分。缓解后建议常服山药、白扁豆、胡萝卜等扶助正气。

【健康指导】

（一）起居护理

病室环境应整洁、安静、空气清新、温湿度适宜。室内严禁吸烟，避免粉尘和特殊气味的刺激。风寒壅肺、虚证患者病室温度宜偏高，注意防寒保暖；表寒里热、痰热郁肺、痰浊阻肺、肺气郁痹患者病室温度适宜，空气清新，卧床休息。喘促发作时取半坐卧位或端坐卧位，必要时设置跨床小桌，以便患者伏桌休息。有痰患者应保持呼吸道通畅，痰多黏稠不易咳出者，可协助翻身叩背或雾化吸入，以利于排痰。

（二）饮食护理

1. 风寒壅肺者宜食葱白、洋葱、生姜、紫苏叶等辛温之品以助祛邪，忌食生冷瓜果。

2. 痰热郁肺者多食萝卜、鸭梨、枇杷等凉性新鲜蔬果，多饮水，忌食辛辣、油腻、烟酒等。

3. 痰湿缊肺者注意除湿化痰，可选用薏苡仁、冬瓜、赤小豆等健脾利湿化痰之品，忌食糯米、黏甜及油腻煎炸等食物。

4. 水凌心肺者宜加强营养，予少盐或无盐食物，饮水量要适宜，也可服用葶苈大枣汤。

5. 肺气亏虚者可给予补益肺脾的食物，如莲子、茯苓饼、人参、黄芪、百合粥等。

6. 肾不纳气者可食血肉有情之品，如甲鱼及猪、牛、羊等动物的肾脏，骨髓或脊髓等，多食核桃、黑芝麻等补肾纳气定喘之品。

（三）情志护理

喘促发作易使患者产生紧张、忧虑、悲观、急躁等不良情绪，应关心体贴患者，多与患者交谈，指导患者采取多种方法分散注意力，减轻精神压力，调适情志。因“怒则气上”，喘促患者尤当戒怒，遇事沉着冷静，避免因情志不畅加重病情。

（四）用药护理

中药汤剂寒证、虚证宜温热服，热证宜温服。病重者宜少量频服。麻黄汤不宜久煎以免降低药效，麻杏石甘汤中生石膏应先煎30分钟。服药后注意避风寒，观察气促、胸闷、咳痰、发绀等症状是否改善，注意汗出情况。喘证患者禁用镇静剂，慎用强烈的镇咳剂，以防痰液阻塞引起窒息而死亡。

五、中医特色护理技术

（一）毫针刺法

1. 实证 常用主穴：肺俞、定喘、膻中、尺泽、列缺。以手太阴肺经穴及相应背俞穴为主。配穴：风寒加风池、风门；风热加大椎、曲池；痰热加曲池、丰隆；喘甚加天突。操作用毫针泻法，风寒者可合用灸法，定喘穴刺络拔罐。

2. 虚证 常用主穴：肺俞、定喘、膏肓、肾俞、太渊、太溪。以相应背俞穴及手太阴、足少阴经穴为主。配穴：肺气虚加气海；肾气虚加阴谷、关元。操作用毫针补法。可酌用灸法或拔罐。

（二）穴位贴敷

根据患者辨证分型，遵医嘱给予中药研磨而成的粉剂，用适当的调和剂调和为糊状，贴于相应的穴位上，常选肺俞、膏肓、膻中、定喘等穴。

（三）刺络拔罐

风寒者可在定喘穴施行刺络拔罐，常规消毒后，在定喘穴用三棱针垂直点刺0.5寸，另取大号火罐1个，在出血部位行拔罐放血治疗。5分钟后可吸出血2～3mL，除去火罐，每周治疗1～2次。

（四）艾灸

体质虚寒、喘息延绵者可采用艾灸，取肺俞、定喘、肾俞、大椎、中府、神阙、尺泽等穴。每穴施灸10～20分钟，每日或隔日1次，6～12次为1个疗程。

（五）穴位注射

选取定喘、肺俞、膏肓、列缺、合谷或夹脊穴，用胎盘注射液或维生素B_{12}行穴位注射。

（六）耳针

可选用平喘、下屏尖、肺、神门、皮质下等穴，每次取2～3穴，毫针刺，捻转法用中、强刺激，或用王不留行籽行耳穴贴压。

六、案例分析

【病例资料】

患者夏某，女，58 岁，形体偏瘦，喘促已历多年，呼吸困难，动辄甚喘，咳嗽、痰少，常因咳嗽而小便失禁，情绪烦躁易怒，舌质淡，脉沉细。

【护理评估】

患者喘促日久，呼吸困难，动辄甚喘；有慢性咳嗽，每遇外感或劳累而诱发；根据呼吸困难量表（mMRC）进行评估，该患者呼吸困难指数为 2 级。

【护理措施】

1. 病室温度宜偏高，注意防寒保暖；喘促发作时取半坐卧位或端坐卧位。
2. 肾不纳气者可食血肉有情之品，如甲鱼及猪、牛、羊等动物的肾脏，骨髓或脊髓等，多食核桃、黑芝麻等补肾纳气定喘之品。
3. 调畅情志，愉悦心情，避免郁怒等不良情绪。
4. 遵医嘱于肺俞、定喘、肾俞等穴进行艾灸。
5. 遵医嘱予补肺纳肾、降气平喘等治疗。

【护理转归】

患者咳嗽、咳痰症状较前缓解。活动时无喘息、气短，适当休息，情绪稳定。

第四章 胸闷

学习目标

识记

1. 胸闷的定义。
2. 胸闷的临床表现。

理解

1. 胸闷常见的病因病机。
2. 胸闷的辨证要点。
3. 胸闷的评估要点。

应用

结合临床情境，做出胸闷正确的中医护理评估，采用合理的中医护理措施和特色护理技术。

一、概述

【定义】

胸闷是指胸中胀闷不舒、堵塞不畅的自觉症状，又称胸痞、胸满、胸中痞满。胸闷、胸满是指症状而言，胸痞是指病机而言，"痞者与否同，不通泰"（《丹溪心法》）之意。由于造成胸中痞满不通的原因很多，故胸闷一症为多种疾病的伴见症状，临床上常与气短、胸痛、咳喘、脘痞等相伴出现。胸闷可见于西医学的多种疾病，较常见的有动脉粥样硬化、支气管哮喘、慢性阻塞性肺疾病、肺源性心脏病、心律失常、焦虑症、尘肺及过敏性疾病等。

【临床表现】

临床表现为自觉胸中堵塞不畅、满闷不舒，也可兼有胸胀或胸痛，称为胸胀闷或胸闷痛。由于胸闷、胸胀、胸痛的原因和病机大体相似，故可同时出现于同一病证的不同发展阶段。三者比较，一般胸闷轻，胸胀重，胸痛则更重。

【病因病机】

胸闷的病因是多方面的，其中主要有外感风寒肺气壅盛、邪热壅肺肺气壅盛、肺痈肺气壅盛、心血瘀阻、肝气郁滞而致。胸闷的基本病机是肺心两脏的气机郁滞，而二脏气滞多因邪气内停或气虚失运，其实证常因痰湿、热邪、瘀血等内停胸中，虚证则为肺心脏气虚衰，推动气血乏力所致。

二、护理评估

【现病史及诊断评估】

胸闷一症可轻可重，故应详细评估了解病史

1. 胸闷发作时间、部位、性质、伴随症状。
2. 胸闷发作诱发因素及缓解方法。
3. 应注意询问有无心肺等病变史、粉尘接触史、过敏史和妊娠史等。
4. 平素饮食、烟酒、起居等生活习惯等。
5. 对疾病的认知程度及生活自理能力。
6. 患者的精神及心理社会状况。
7. 评估阳性检查结果。

【病因 / 诱因评估】

导致胸闷的原因很多，多种疾病都可能会引起胸闷，可为心肺病变的表现之一，心系病变多与体力活动情绪变化等相关；肺系病变多伴有咳嗽咳痰、病邪侵入等，并应结合病史。

此外，内因性与外因性中毒、职业性粉尘吸入性疾病、过敏性疾病等均可导致胸闷，如职业性粉尘吸入性疾病有长期粉尘接触史，症见胸闷、咳嗽、气喘，或有胸痛、咯血等；因对药物或食物过敏，突感胸闷、心悸、呼吸困难者，为风厥；因潮湿或梅雨季节，感胸闷，身体困重、酸楚，脘痞纳呆者，多为湿阻；因妊娠中晚期，孕妇自觉胸胁胀闷、呼吸喘促为主要表现者，为子悬。

因此，通过评估引起患者胸闷的相关因素，便于查找相应病因，指导对症护理。

【症状评估】

胸闷指自觉胸部闷胀，常伴有咳嗽、咳痰、气短、气喘、心悸、心痛、呼吸困难、胸部紧迫感等症。因此不仅应关注患者胸闷的程度、持续时间，与劳动、体位等的关系，还应评估伴随症状及生命体征的变化。

【心理社会评估】

胸闷患者常伴焦虑抑郁情绪，在中医学中认为由肝气郁结所致。中医肝的功能包含控制情绪、调畅气机、促进消化吸收、滋养筋膜、储存血液等，紧张易怒的情绪会影响肝的正常生理功能，造成气机无法正常分布，导致胸闷、嗳气、腹胀、头晕等症状。因此，应早期了解患者心理状态，特别注意对精神心理、睡眠状态和社会支持情况进行评估，分析判断心理异常和胸闷的因果关系，使患者充分认识到良好的心理状态对缓解胸闷症状的重要性。存在严重精神心理异常的患者应转至精神心理科接受专科治疗。

三、辨证分型

【辨证要点】

胸闷一症，形成的原因很多，实证多而虚证少。实证或由气滞，或由邪热，或由痰饮，或由瘀血，内阻胸膈而造成。其治疗或疏气滞，或泄实热，或涤痰饮，或祛瘀。虚证多为心气虚，血流不畅，心气不足；若心气虚进一步发展，气虚及阳，可出现心阳虚，亦可累及肺，肺失宣发肃降，肺气亦虚，形成心肺气虚证。临床表现为胸闷伴有心悸，汗多，动辄加重，气短，神疲乏力，兼见畏寒、肢冷等症。

【证候分型】

1. 风寒束肺证 发热，恶寒，头痛，身痛，咳嗽或喘，胸闷不舒，舌苔白，脉浮或紧。若素有伏饮于肺，复感寒邪于外，则咳喘明显，胸闷憋气，烦躁，甚至倚息不得安卧。

2. 邪热壅肺证 发热重，微恶寒或不恶寒，口渴欲饮，上气咳逆，咳吐黄痰，喘鸣迫塞，胸闷憋气，或溲赤便干，舌红苔黄，脉数有力。

3. 痰湿蕴肺证 胸闷，咳嗽反复发作，咳声重浊，痰多易咳，晨起或食后咳甚痰多，脘痞纳呆，体倦嗜卧，大便溏薄，舌苔白腻，脉濡或滑。

4. 心血瘀阻证 胸闷憋气，以夜间为甚，或伴有胸痛隐隐，或痛引肩臂，心悸，或短气，舌紫暗或有瘀点瘀斑，脉细涩或结代。

5. 肝气郁滞证 胸闷不舒，常太息以呼出为快，伴有胁痛，头目眩晕，口苦，咽干，或寒热往来，急躁易怒，妇女月经不调，薄黄苔，脉弦细。

四、护理措施

【一般护理】

1. 密切观察胸闷的部位、性质、持续时间、诱发因素及伴随症状，遵医嘱监测心率、心律、脉搏、血压等变化。出现异常或胸闷加剧，汗出肢冷时，立即汇报医师。

2. 为患者提供舒适的休息环境，发作时绝对卧床休息，必要时给予氧气吸入。

3. 保持病室空气清新，注意防寒保暖，避免烟尘等刺激性气味，禁止吸烟。

4. 避免不良情绪刺激，指导其调整心态、放松精神、消除顾虑。

5. 遵医嘱正确用药：有心悸、胸闷、易汗等症状，遵医嘱舌下含服麝香保心丸或速效救心丸，必要时舌下含服硝酸甘油，并观察疗效。

【临症施护】

1. 因剧烈活动而感胸闷，休息后随即缓解者一般不属病态，指导患者注意休息，开窗通风或到室外呼吸新鲜空气，调节情绪，很快就能恢复正常。

2. 心系病变所致胸闷常与体力活动、情绪变化等密切相关，多伴随胸痛、气短、心悸、喘憋，不能平卧，咳吐痰涎，水肿少尿等。

护理：指导患者绝对卧床休息，监测心率、心律、脉搏、血压等变化；密切观察胸痛的部位、性质、持续时间、诱发因素及伴随症状；出现异常或胸痛加剧，汗出肢冷时，立即汇报医师，做好抢救准备；必要时给予氧气吸入，遵医嘱正确用药；准确记录出入量；予以心理疏导，避免不良情绪刺激；注意季节变化，秋冬季节，由于寒冷对机体的刺激，机体的交感神经系统兴奋性增高，体内儿茶酚胺分泌增多可使肢体血管收缩，心率加快，心脏工作负荷增大，耗氧量增多，此时，心肌就会缺血缺氧，引起心绞痛发生，甚至导致心肌梗死而猝死；应同时关注心电图、心肺功能及临床检验等检查。

3. 多种肺系疾病均可有胸闷表现，其常见病种多由外感风寒或热邪所致胸部紧闷，呼吸困难，喉间哮鸣有声，咳嗽咳痰，气短而喘，动辄尤甚；或有长期粉尘接触史，可出现胸闷、咳嗽、气喘等症状。

护理：密切观察生命体征变化，遵医嘱给予吸氧；保持病室安静、空气新鲜、温湿度适宜；取半卧位或半坐卧位；避免不必要的体力消耗；与患者有效沟通，帮助其保持情绪稳定，消除紧张、焦虑等；教会患者进行缓慢的腹式呼吸；在病情允许的情况下，鼓励患者下床适量活动，以增加肺活量，可每天坚持 30 分钟的呼吸锻炼和深呼吸运动，这样，既可促进支气管的通气功能，又可增强肺泡的弹性和血液供给；指导患者进食高热量、高营养及富含蛋白质的食物；预防感冒，如反复感冒，可定期注射核酪或丙种球蛋白；注意卫生，戒烟，避免停留在尘埃多的地方，并避免接触对气管和支气管有刺激作用的烟气、毒气等；遵医嘱予以雾化吸入等治疗。

4. 焦虑症所引起的胸闷一般伴有内心体验，如惶惶不可终日，烦躁不安；自主神经系统变化，如胸闷、心率加快、心悸、胃肠蠕动下降、食欲下降等；运动系统表现，如无力、手脚发软、细微震颤、发抖，多余动作出现如眨眼、咬牙等。重点是心理治疗，解除精神紧张的原因（即改变认识），给予适当的心理支持，使患者解除顾虑，放弃不合理的要求，端正对疾病的认识。必要时遵医嘱用药，做好用药护理。

5. 其他疾病见胸闷者，如药物或食物过敏等，多伴有恶心、腹痛、腹泻、哮喘、发热，严重者可发生休克，应遵医嘱予以对症处理。

【健康指导】

（一）生活起居护理

1. 培养健康的生活方式，生活起居有规律，劳逸适度，保持良好的精神状态。

2. 避免劳累、饱餐、情绪激动、寒冷、便秘、感染等诱发因素。

3. 起居有常，发作时休息，缓解期适当锻炼，如快步走；练习太极拳、八段锦、六字诀等，以不感疲劳为度。

4. 做好预防，预防感冒和及时防治各种呼吸系统疾病；注意卫生，合理营养，戒烟，避免停留在尘埃多的地方，并避免接触对气管和支气管有刺激作用的烟气、毒气等。

（二）给药护理

1. 遵医嘱给药，注意用药后缓解时间及不良反应。

2. 中药汤剂一般宜温服，但应根据具体方剂注意煎煮方法和饮食禁忌。辛温发散麻黄汤用法：四味药加水500mL，煎至300mL去滓，每日3次，饭后服用，表虚自汗、外感风热及体虚外感者均忌用海菜、猪肉、菘菜。蠲饮涤痰，活血祛瘀枳实薤白桂枝汤用法：诸药共煎加水600mL，煎至300mL去滓，每日3次，饭后服用，忌食犬肉、猪肉。

（三）饮食护理

一般饮食原则，给低盐、低脂、低胆固醇、高维生素、易消化的清淡饮食，如新鲜水果蔬菜、洋葱、木耳、芹菜、海藻、玉米等。忌生冷、油腻之品，少量多餐，不宜过饱，禁烟酒。常用的食疗药膳方有以下几种。

1. 风寒束肺证 饮食以清淡为主，多饮水。紫苏粥：紫苏叶10g，水煎滤汁去渣，加粳米50g及水适量，煮粥温热食用。蜂蜜萝卜：蜂蜜30g、白萝卜1个、干姜3g、麻黄3g，在碗内蒸熟，去干姜、麻黄，食蜂蜜萝卜。

2. 邪热壅肺证 饮食以消化、清淡为主，多食蔬菜和水果，忌辛辣、油腻、荤腥、烟、酒等刺激之品，鼓励患者多饮水。可用金银花、芦根等煎水代茶饮。

3. 痰湿蕴肺证 宜进食清肺化痰、理气止咳的食物，如雪梨银耳百合汤等。

4. 心血瘀阻证 宜食益气养阴、活血通络之品，如甲鱼、鸭肉、海参、木耳、香菇、山药、荸荠、甘蔗、百合、莲子、藕汁等。食疗方：山药粥、百合莲子羹等。

5. 肝气郁滞证 饮食宜清淡，平时可食用金橘饼，或以橘皮、佛手泡茶，以和胃止郁。胸胁胀痛，可食用桃仁、木耳、韭菜、花生等活血之品，忌辛辣食品。

（四）情志调理

1. 保持情绪稳定，避免不良刺激。

2. 鼓励患者表达内心感受，针对性给予心理支持。

3. 指导患者掌握自我排解不良情绪的方法，如音乐疗法、谈心释放法、转移法。

五、中医特色护理技术

（一）穴位贴敷

根据患者辨证分型，遵医嘱给予活血、止痛中药研磨成粉剂，用适当的调和剂调和为糊状，贴于相应的穴位上。常选取心俞、膻中穴。

（二）毫针刺法

体针：取膻中、肺俞、内关、章门为主穴。痰瘀阻肺，加丰隆、血海、合谷；兼气虚，加膏肓、气海、足三里；胸中郁热，加鱼际、尺泽、外关。实证用泻法，虚证用补法加灸，留针 20 分钟，每日 1 次，10 次为 1 个疗程。

（三）耳针

耳针：取胸、交感、肾、肾上腺、肺、气管等穴，每次 3 ～ 4 穴，中等刺激，留针 20 分钟，每日 1 次，两耳交替针刺，10 次为 1 个疗程。或用王不留行籽穴位贴压取心、神门、交感、内分泌、肾等穴位。

（四）穴位按压

如果感到心悸、胸闷，可按摩内关。内关是心脏的保健要穴，能够宁心安神，理气止痛。按揉内关力度要适当，不可太强，以酸胀为佳；以左手拇指螺纹面按右手内关，以右手拇指螺纹面按左手内关，交替进行。也可按摩足三里或揉膻中、心俞、气海等穴，这些都能够起到疏通经络、预防保健的作用。

（五）刮痧

刮拭心脏体表投影区。

1. 在胸部正中胸骨处涂刮痧油，用单角刮法从胸部正中缓慢向下刮拭至膻中穴。

2. 在左前胸部涂刮痧油，用刮痧板的边缘以小于 15° 的角度从内向外刮拭左前胸部。

3. 用面刮法从上向下刮拭左背部肩胛区。

4. 刮拭心俞、天宗、至阳。

六、案例分析

【病例资料】

患者李某，男，73 岁，以胸闷、心悸间断发作 15 年，加重伴喘憋 1 天入院。入院症见胸闷憋气、心悸，以夜间为甚，偶有气短，纳可，眠差，二便调。舌质紫暗，脉结代。

【护理评估】

询问病史：冠心病病史 10 余年，偶有胸闷、心悸、憋气，活动后加重。心电图（ECG）：窦性心律，V4 ～ V6 导联 ST 段压低，T 波低平。心脏超声：射血分数（EF）48%，各室壁运动普遍减弱，主动脉瓣少量反流。B 型脑钠肽（BNP）5885pg / mL。饮食可，以清淡为主，眠欠佳，夜间偶有憋气加重，吸烟饮酒史 40 余年，现每日吸烟 10 支左右，偶尔饮酒。

【护理措施】

1.3 日内指导患者胸闷、憋气发作时卧床休息，给予氧气吸入。

2.4 日左右患者症状好转后进行康复训练，指导其床旁活动，6 日左右逐渐进行八段锦功能锻炼。

3. 指导患者戒烟，饮食以清淡易消化为主，可食山药粥。

4. 遵医嘱正确用药，中药汤剂浓煎饭后温服。

5. 遵医嘱予以刮痧治疗，刮拭部位为心脏体表投影区。

6. 遵医嘱于膻中、心俞穴进行穴位贴敷。

【护理转归】

患者于住院第 8 日起，胸闷、憋气、心悸症状明显好转，可在病室内活动，心脏超声示射血分数（EF）55%，B 型脑钠肽（BNP）2885pg/mL。

第五章 心悸

学习目标

识记

1. 心悸的定义。
2. 心悸的临床表现。

理解

1. 心悸常见的病因病机。
2. 心悸与怔忡的临床特点。
3. 心悸的评估要点。

应用

结合临床情境，做出心悸正确的中医护理评估，采用合理的中医护理措施和特色护理技术。

一、概述

【定义】

心悸是指患者自觉心中悸动、惊惕不安，甚则不能自主为主要表现的病症，因情绪激动、惊恐紧张、劳累过度而发作。体虚劳倦、饮食不当、七情内伤是引起心悸的常见病因，又可因感受外邪、药物损伤所致。

【临床表现】

心脏搏动的不适感，快速或不规则搏动，时作时止，不能自主，阵发性或持续不能缓解。常伴有胸闷不适、少寐、多汗、乏力、眩晕等。发作频繁者，常伴有心胸疼痛，甚至喘促，肢冷汗出，或见晕厥。

【病因病机】

心悸的病因是多方面的，主要有禀赋不足、体虚劳倦、久病伤正，耗损心之气阴，或劳倦太过伤脾，生化乏源，气血阴阳亏虚，脏腑功能失调，致心神失养，发为心悸；饮食不当、嗜食膏粱厚味，煎炸炙煿之品，损伤脾胃，脾失健运，痰浊内生，蕴热化火，痰火扰心而致心悸；或过食生冷，伤脾滋生痰浊，痰阻心脉，而致心悸；七情内伤，忧思过度，劳伤心脾，阴血暗耗，心失所养而心悸；长期抑郁致肝气郁结，气滞血瘀，心脉不畅发为心悸；大怒伤肝，怒则气逆，大恐伤肾，恐则伤精，阴虚于下，火逆于上，动撼心神则发为心悸；又可因感受外邪、药物损伤而致。

根据病情轻重的不同，分为惊悸与怔忡。惊悸是因惊恐而诱发的自觉心悸不安的病症，怔忡是不因惊恐而自发的病症，惊悸病情较轻，怔忡病情较重，可呈持续性。

二、护理评估

【现病史及诊断评估】

详细了解病史，评估心悸的诱发因素、发作频率、病程长短、伴随症状，患者的用药史、既往史等可以帮助辨别病情轻重。如惊恐而发，时发时止，伴有痰热内扰、胆气不舒者为轻；心悸频发，病程已久，脏器虚损，痰瘀阻滞心脉者为重。脉搏的节律异常为本病的特异征象，故辨脉象可以帮助判定心悸，心悸发作时脉象常表现为数或迟，或乍疏乍数，或见结脉、代脉、促脉、涩脉等变化。

【病因 / 诱因评估】

导致心悸的原因很多，包括功能性疾病和器质性疾病，常见于各种原因引起的心律失常，如心动过速、心动过缓、心房颤动或扑动、房室传导阻滞、病态窦房结综合征等。情志刺激如惊恐、情绪紧张及疲劳过度、饮酒、饱食等是心悸的主要诱发因素。一些药物，如中药附子、乌头、雄黄、蟾蜍、麻黄等，西药奎尼丁、肾上腺素、洋地黄等，或静脉输液过多过快均可引起心悸。

【症状评估】

根据心悸的病因、病理性质及病情轻重不同，分为惊悸和怔忡。惊悸以实证居多，多因情绪因素诱发，如遭遇惊恐、忧思恼怒、悲哀或过度紧张等，发病迅速，多呈阵发性，病情较轻，病势较浅，可自行缓解，不发病时如常人；怔忡多属虚证，或虚实夹杂，多因久病体虚，心脏受损，无精神因素也可发生，表现为持续的心悸，心中惕惕不安，不能自控，动辄加剧，病情较重，病势较深，平素也可见脏腑虚损的表现。

【心理社会评估】

心悸患者多因思虑过度，情志内伤所致，多存在焦虑、抑郁、恐惧等，应早期了解患者的心理状态。应特别注意对精神心理和社会支持情况的评估，分析判断心理异常和心悸的因果关系，使患者充分认识到良好的心理状态对缓解心悸症状的重要性。存在严重焦虑状态的患者应转至身心医学专科治疗，可采用焦虑自评量表（SAS）进行评估。

三、辨证分型

【辨证要点】

心悸证候特点多为虚实相兼，故首当辨虚实。虚指脏腑气血阴阳的亏虚，实指水饮、血瘀、痰火上扰。其次分清楚虚实程度。一脏虚损者轻，多脏虚损者重，在邪实方面，单见一种者轻，多种夹杂者重。临床虚实夹杂者多，但总体来看虚多实少。

【证候分型】

1. 心虚胆怯 心悸不宁，善惊易恐，恶闻声响，坐卧不安，失眠多梦或易惊醒，食少纳呆，舌质淡红，苔薄白，脉细略数或细弦。

2. 心脾两虚 心悸气短，少寐多梦，健忘，头晕目眩，神疲乏力，面色无华，纳呆食少，舌淡红，苔薄白，脉细弱。

3. 阴虚火旺 心悸易惊，心烦不寐，眩晕耳鸣，急躁易怒，五心烦热，潮热盗汗，口燥咽干，腰膝酸软，舌红少津，苔少或舌质光红无苔，脉细数。

4. 心阳不振 心悸不安，胸闷气短，动辄尤甚，面色苍白，形寒肢冷，舌质淡，苔白，脉虚弱或沉细无力。

5. 水饮凌心 心悸，胸闷痞满，下肢水肿，纳呆食少，渴不欲饮，伴恶心呕吐，眩晕，小便不利，甚则喘促，不得平卧，舌淡胖，苔白滑，脉弦滑或细滑。

6. 心血瘀阻 心悸不安，胸闷，心痛时作，痛如针刺，甲唇紫绀，舌质紫暗，或有瘀斑、瘀点，脉涩或结代。

7. 痰火扰心 心悸时发时止，烦躁易惊，胸闷，脘腹胀满，失眠多梦，食少纳呆，口苦口干，大便秘结，小便短赤，舌红，苔黄腻，脉弦滑。

四、护理措施

【一般护理】

1. 密切观察心悸程度，心悸发生的诱因与情志、饮食、体力活动等的关系；观察心率、心律、血压、脉象等变化，必要时给予心电监护。

2. 病室环境安静，避免一切噪声，减少对患者的不良刺激。

3. 心悸发作时宜卧床休息，重症患者应绝对卧床休息，待症状缓解后逐渐恢复体力活动。

4. 保证睡眠质量，养成良好的睡眠习惯。

【临症施护】

1. 心悸多为情志内伤所致，应告知患者保持情志舒畅，避免恐怖刺激和不良情绪。

患者自我调节不良情绪，可采取听音乐、和亲人交流等方式，做些自喜之事放松。

2. 有便秘者养成良好的排便习惯，每天清晨喝一杯蜂蜜水，多吃粗纤维的蔬菜，排便困难时切勿用力，必要时遵医嘱给予缓泻剂。

3. 心悸发作时，可压迫眼球，患者轻闭双眼下视，用拇指压迫一侧眼球上部，逐渐增加压力，待感到轻微疼痛、心悸减轻为止；或压迫颈动脉窦 10 ～ 20 秒，若不缓解可再重复一次，两侧可交替进行，不可同时压迫两侧，或一侧压迫时间过长，避免发生意外。

4. 阵发性心悸脉搏明显加速而并无结代者，可用屏气法，深吸气后屏气几秒，再用力做呼气动作以止悸。

【健康指导】

（一）生活起居护理

1. 起居有节，注意寒暑变化，避免居住阴寒之地，以防外邪侵袭而诱发加重心悸；预防感冒，防治心肌炎。

2. 适当运动，劳逸结合，可采用散步、做操、打太极等方式，以不疲劳为度，心悸发作时不宜运动。

3. 积极治疗原发病，随身携带速效救心丸、硝酸甘油等急救药物，教会患者自我监测心率的方法，出现心悸发作持续不缓解，甚至出现严重的胸中闷痛、喘促、水肿等症状时，及时到医院救治。

（二）给药护理

1. 严格按照医嘱的剂量、时间和方法给药，严密观察药物的不良反应。

2. 阳虚不振者中药要热服，补益药宜早晚服用，利水药宜空腹或饭前服用，安神药宜睡前服用；阴虚火旺者，中药宜浓煎，少量顿服，睡前凉服。

3. 服用洋地黄类药物的患者观察有无心率减缓、胃纳减退、恶心、色觉异常、心悸不适等中毒症状，服用前观察心率，若低于 60 次 / 分应停药，及时告知医生；使用利尿剂的患者准确记录出入量。心悸频繁发作的患者，指导患者随身携带急救药品以备急用。

（三）饮食护理

一般饮食原则，饮食有节，营养丰富易消化、低盐低脂、忌饥饱无常，肥甘厚味，忌浓茶，戒烟限酒。多食补气养心之品。常用的食疗药膳方有以下几种。

1. 心虚胆怯　取瘦肉 50g、怀山药 10g、枸杞子 10g，共煮吃肉喝汤，每日 1 次。

2. 心脾两虚　取桂圆 30g、莲子 30g、红枣 10 颗、糯米 60g、白糖适量，煮粥。

3. 阴虚火旺　取鲜桑椹 1000g（或干品 500g）、蜂蜜 300g。将桑椹洗干净加水适量煎煮，每 30 分钟取煎液 1 次，加水再煮，共取煎液两次，合并煎液再以小火浓缩，至黏稠时加蜂蜜，至沸停火，待冷装瓶备用。每次一汤匙沸水冲服，每日两次。

4. 心阳不振　取桂心、人参各 5g，研细末，加猪心蒸熟食用。

5. 水饮凌心　取桂心 3g、云茯苓 15g、桑白皮 10g，煎汤取汁，加粳米 50g 煮粥。

6. 心血瘀阻 取红花 6g、羊心（或猪心）1 个，加适量清水，放入炖盅内隔水炖熟，加食盐调味食用。

7. 痰火扰心 取竹笋 100g、夏枯草 20g、槐花 15g，煎水服用，或用新鲜竹笋适量，捣碎后取汁饮服，每日 1 次。

五、中医特色护理技术

（一）耳穴贴压

将药珠或磁珠贴于耳穴，常取心、交感、神门、皮质下等穴，轻轻按揉 1 ～ 2 分钟，隔 1 ～ 3 天换 1 次，两耳交替或同时贴用。心虚胆怯加胰、胆；心脾两虚者加脾；阴虚火旺者加肾。

（二）穴位按摩

取心俞、内关、神门、胆俞等穴位，用拇指点按穴位 1 ～ 2 分钟，以局部感觉酸胀、发热为佳，左右侧交替进行。

（三）毫针刺法

心虚胆怯证针刺心俞、巨阙、间使、神门、胆俞；心脾两虚证针刺心俞、巨阙、膈俞、脾俞、足三里；阴虚火旺证针刺肾俞、太溪、阴郄、神门；水饮凌心证针刺关元、肾俞、内关、神门、阴陵泉；心血瘀阻证针刺内关、膻中、心俞、气海、膈俞、血海；心阳不振证针刺心俞、厥阴俞、内关、神门、关元。

（四）刮痧

1. 刮拭心脏体表投影区：用单角刮法从胸部正中缓慢向下刮拭至膻中，从内向外刮拭左前胸部，刮拭左背部肩胛区。

2. 刮拭心俞、天宗、至阳。

3. 心动过速用玉石刮痧板长边垂直按揉第二掌骨桡侧心区，仔细在心区内寻找疼痛敏感点，重点按揉疼痛敏感点。

4. 心律不齐刮大椎、心俞、胆俞；从膻中刮至巨阙。

六、案例分析

【病历资料】

患者刘某某，女，50 岁，心悸两月余。刻下症：心悸气短，少寐多梦，头晕，乏力，面色无华，纳呆，舌淡红，苔薄白，脉细数。

【护理评估】

询问病史：患者既往体健，无用药史，两月前因家中事务劳累，忽觉心悸不安，伴随心神不宁，间断发作，失眠乏力、多汗，食少纳呆，大便秘结，2 ～ 3 日 1 次，小便正常。近 3 日心悸发作频繁，脉细数，92 次 / 分，脉律不整，血压 123/89mmHg，心电图提示频发室性早搏。

【护理措施】

1. 遵医嘱正确给药。

2. 指导患者适当运动，劳逸结合，可采用散步、做操、打太极拳等方式，以不感心悸、疲劳为度。

3. 予食疗，食疗方：桂圆30g，莲子30g，红枣10颗，糯米60g，白糖适量，煮粥。

4. 遵医嘱予针刺心俞、巨阙、膈俞、脾俞、足三里。

5. 遵医嘱予刮痧：刮拭心脏体表投影区、心俞、天宗、至阳。

【护理转归】

患者于住院第8日，心悸气短、少寐多梦、头晕、乏力等症好转。

第六章 眩晕

学习目标

识记

1. 眩晕的定义。
2. 眩晕的临床表现。

理解

1. 眩晕常见的病因病机。
2. 实晕与虚晕的临床特点。
3. 眩晕的评估要点。

应用

结合临床情境，做出眩晕的中医护理评估，采用合理的中医护理措施和特色护理技术。

一、概述

【定义】

眩晕是由于风阳上扰、痰瘀内阻等导致脑窍失养，脑髓不充，以头晕目眩，视物运转为主要临床表现的病症。眩，指目眩，即视物昏花，模糊不清，或眼前发黑；晕，为头晕，即感觉自身或周围景物旋转不定。两者常同时出现，一般统称为“眩晕”。轻者闭目即止；重者如坐舟车，旋转不定，不能站立，或伴恶心、呕吐、面色苍白、汗出，甚则仆倒等症状。本病可反复发作，妨碍正常的工作和生活，严重者可发展为中风或厥证、脱证而危及生命。

【临床表现】

眩晕是以目眩与头晕为主要临床表现的病症。目眩即眼花或者眼前发黑，视物模糊；头晕即感觉自身或外界景物摇晃、旋转，站立不稳。

【病因病机】

眩晕多由饮食不节、情志内伤、年高虚损、病后体虚、跌仆外伤及作息、年龄等，导致气血肾精亏虚，脑髓失养；或肝阳痰火上逆，扰动清窍所致。病理性质有虚实两端，虚证居多，常由肝肾阴虚、气血亏虚、肾精亏虚等致病；实证多由痰浊阻遏、痰火气逆、风邪外犯、瘀血闭窍等致病。其病位在头窍，病变脏腑与肝、脾、肾相关。

二、护理评估

【现病史及诊断评估】

1. 头晕目眩，视物模糊，轻者闭目及止，重者如坐车船，甚则仆倒。
2. 可伴有恶心呕吐，眼球震颤，耳鸣耳聋，汗出，面色苍白。
3. 慢性起病，逐渐加重，或反复发作。
4. 血红蛋白、红细胞计数，血压，心电图，电测听，脑诱发电位，眼震电图及颈部X线片，经颅多普勒等项目检查，有助于明确诊断。有条件者可做CT、MRI检查。

【病因 / 诱因评估】

1. 情志不遂 忧郁恼怒太过，肝失条达，肝气郁结，气郁化火，肝阴耗伤，风阳易动，上扰头目，发为眩晕。

2. 年高体弱 肾为先天之本，主藏精生髓，脑为髓之海。若年高肾精亏虚，髓海不足，无以充盈于脑，或体弱多病，损伤肾精肾气，或房劳过度，阴精亏虚，均可导致髓海空虚，发为眩晕。如肾阴素亏，水不涵木，肝阳上亢，肝风内动，亦可发为眩晕。

3. 久病劳倦 若久病体虚，脾胃虚弱，或失血之后，耗伤气血，或忧思劳倦，均可导致气血两虚，气虚则清阳不升，血虚则清窍失养，故而发为眩晕。

4. 饮食不节 嗜酒无度，过食肥甘，损伤脾胃，以致健运失司，水湿内停，积聚生痰，痰阻中焦，清阳不升，头窍失养，故发为眩晕；或饮食衰少，气血不足，致脑失所养，发为眩晕。

5. 外感六淫 寒则收引，热则弛张，颠顶之上唯风可到，湿性黏滞，燥性干涩，均致经脉运行失度，挛急异常，而致脑失所养，发为眩晕。

此外，跌仆坠损，头脑外伤，瘀血停留，阻滞经脉，而致气血不能上荣于头目，故眩晕时作。

【症状评估】

由医生评估患者诱发的眩晕出现的频率和发作时的程度。根据《眩晕诊治多学科专家共识2017》眩晕调查问卷（6）（附表3）做出评价。问卷概括了器质、功能、情绪因素。以调查问卷的形式让患者完成评估，用量化的得分来评判患者眩晕程度。

【心理社会评估】

评估眩晕患者的心理健康情况，可对眩晕患者进行SCL-90问卷评估患者心理健康状态，也可用汉密尔顿焦虑、抑郁量表（HAMA、HAMD）对有焦虑、抑郁情绪的患者进行心理评估，用量化的得分显示抑郁和焦虑程度来测量情绪状态。

三、辨证分型

【辨证要点】

1. 辨脏腑 眩晕虽病在清窍，但与肝、脾、肾三脏功能关系密切。肝阴不足，肝郁化火，均可导致肝阳上亢，其眩晕兼见头胀痛、面潮红等症状。脾虚气血生化乏源，眩晕兼有纳呆、乏力、面色晄白等；脾失健运，痰湿中阻，眩晕兼见纳呆、呕恶、头重、耳鸣等；肾精不足之眩晕，多兼腰酸腿软、耳鸣如蝉等。

2. 辨虚实 眩晕以虚证居多，夹痰夹火亦兼有之；一般新病多实，久病多虚，体壮者多实，体弱者多虚；呕恶、面赤、头胀痛者多实，体倦乏力、耳鸣如蝉者多虚；发作期多实，缓解期多虚；面白而肥为气虚多痰，面黑而瘦为血虚有火。病久常虚中夹实，虚实夹杂。

3. 辨标本 眩晕以肝肾阴虚、气血不足为本，风、火、痰、瘀为标。其中阴虚多见舌红少苔，脉弦细；气血不足则见舌淡嫩，脉细弱。标实又有风性主动、火性上炎、痰性黏滞、瘀性留住之不同，临床需加辨识。

【证候分型】

1. 肝阳上亢证 头晕目眩，耳鸣，头目胀痛，急躁易怒，失眠梦多，健忘，遇烦劳郁怒而加重，面红耳赤，肢体震颤，口干口苦，舌质红，苔薄黄，脉弦或数

2. 痰浊中阻证 眩晕，头重昏蒙，视物旋转，伴胸闷作恶，呕吐痰涎，脘腹痞闷，食少多寐，舌体胖大边有齿痕，苔白腻，脉弦滑。

3. 瘀血阻窍证 眩晕，头痛如刺，伴心悸不寐，神疲健忘，耳鸣耳聋，面色黧黑，口唇紫暗，舌质暗有瘀斑，脉涩或细涩。

4. 气血亏虚证 眩晕动辄加重，遇劳即发，伴神疲乏力，倦怠懒言，面色无华，唇甲淡白，心悸少寐，纳少腹胀，舌质淡，苔薄白，脉细弱。

5. 肝肾阴虚证 头晕目眩，耳鸣如蝉，日久不愈，伴精神萎靡，腰膝酸软，少寐多梦，健忘，两目干涩，视力减退；或遗精滑泄，或口燥咽干，五心烦热，咽干口燥，舌质红，苔少，脉细数；或面色晄白，形寒肢冷，舌质淡，苔白，脉弱齿甚。

四、护理措施

【一般护理】

1. 按中医内科一般护理常规进行。
2. 重症应卧床休息，轻症可闭目养神。
3. 改变体位动作应缓慢，避免深低头、旋转等动作，眩晕严重者的坐椅、床铺避免

晃动。

【临症施护】

1. 眩晕发作时应卧床休息，平时适当体育锻炼，练健身气功如太极拳等。

2. 改变体位时动作应缓慢，勿突然站立或坐起，避免深低头、旋转等动作。环境宜清静，避免声光刺激。

3. 注意动静结合，避免过度劳累。

4. 加强饮食调补，宜选营养丰富的高蛋白之品。如鱼、瘦肉、鸡蛋、豆腐、黑木耳、红枣、黑芝麻等，或用天麻 20g 煨母鸡 1 只（1kg）食用，忌咖啡、浓茶等刺激之品。

5. 观察眩晕发作的次数、持续时间、伴随症状及血压情况。

6. 进行血压监测并做好记录。若出现血压持续上升或伴有眩晕加重、头痛剧烈、呕吐、视物模糊、语言謇涩、肢体麻木或行动不便者，要立即报告医师并做好抢救准备。

7. 针刺常用穴位有气海、三阴交、足三里、脾俞。梅花针与捏脊疗法，可以改善脾胃功能，有助于患者增进食欲。

8. 食疗法：三红汤、八珍汤、十全大补汤、人参养荣汤、归脾汤。

9. 药酒疗法：人参、黄芪、何首乌、当归、熟地黄等泡酒。

10. 药茶疗法：西洋参、何首乌、黄精、当归、麦冬等泡茶。

11. 药膳疗法：人参黄芪当归炖老母鸡，黄芪何首乌心肺汤。

【健康指导】

（一）生活起居护理

1. 病室保持安静，舒适，空气新鲜，光线不宜过强。

2. 眩晕轻者可适当休息，不宜过度劳累。眩晕急性发作时，应卧床休息，闭目养神，减少头目晃动，切勿摇动床架，症状缓解后方可下床活动，防止跌倒。

3. 为避免强光刺激，外出时佩戴变色眼镜，不宜从事高空作业。

4. 指导患者自我监测血压，如实做好记录，以供临床治疗参考。

5. 指导患者戒烟酒。

（二）给药护理

1. 内服中药

（1）中药与西药的服用时间应间隔 1 ～ 2 小时左右，肾气亏虚中药宜温服，肝火亢盛证宜凉服。

（2）眩晕伴有呕吐者宜姜汁滴舌后服，并少量频服。

（3）遵医嘱服用调节血压的药物，密切观察患者血压变化情况。

2. 静脉注射给药　静脉滴注扩血管药物应遵医嘱调整滴速，并监测血压、心电图、肝肾功能等变化，指导患者改变体位时动作应缓慢，预防体位性低血压的发生，如出现头晕、眼花、恶心等立即平卧。

（三）饮食护理

1. 指导患者正确选择清淡、高维生素、高钙、低脂肪、低胆固醇、低盐饮食。

2. 肾气亏虚证：饮食宜富营养，如甲鱼、淡菜、银耳等，忌食煎炸炙烤辛辣烟酒，日常可以黑芝麻、核桃肉捣烂加适当蜂蜜调服。

3. 痰瘀互结证：少食肥甘厚腻、生冷荤腥。素体肥胖者适当控制饮食，高血压患者饮食不宜过饱，急性发作呕吐剧烈者暂时禁食，呕吐停止后给予半流质饮食，可配合食疗，如荷叶粥等。

4. 肝火亢盛证：饮食以清淡为主，宜食山楂、淡菜、紫菜、芹菜等，禁食辛辣、油腻及过咸之品。

5. 阴虚阳亢证：饮食清淡、富有营养、低盐，多吃新鲜蔬菜水果，如芹菜、萝卜、海带、雪梨等，忌食辛辣烟酒、动物内脏等。可配合菊花泡水代茶饮。

五、中医特色护理技术

（一）穴位贴敷

穴位贴敷主要适用于痰浊瘀阻型眩晕，取穴脾俞、胃俞、足三里、丰隆，用生姜切片贴敷。评估脾俞、胃俞、足三里、丰隆的皮肤情况。穴位贴敷取坐位即可。

（二）毫针刺法

毫针刺法适用于各种证型，以针刺督脉、足太阳膀胱经穴为主。

主穴：百会，风池。

辨证配穴：肝阳上亢加太溪、行间、侠溪以滋阴潜阳；气血两虚加中脘、关元、足三里补益气血；肾精不足加脾俞、肾俞健脾益肾；痰浊瘀阻加中脘、内关、丰隆祛痰和中。

随症加减：头痛甚者加印堂、头维、太阳通络止痛；失眠加心俞、神门养心安神。

治疗前应仔细评估百会、风池的皮肤情况，注意百会、风池有无脂溢性脱发，针刺时消毒要充分。询问患者是否曾接受过针刺治疗，评估患者对选用头部穴位是否有紧张情绪，了解患者对针灸治疗的认知，对初次接受针刺治疗的患者应给予更多关注。针刺治疗时，肾精不足型取俯卧位，其他证型眩晕取仰卧位。密切观察患者的面色、神志、血压、脉搏及汗出情况，判断患者是否出现针刺意外情况，一旦发生，立即配合医生进行抢救。有出血倾向者慎用。

（三）拔罐

1. 肝阳上亢取大椎、肝俞、肾俞留罐。

2. 痰浊瘀阻取脾俞、胃俞、肾俞、足三里，拔罐后留罐 15 分钟。拔罐治疗时，避开皮肤破损或有瘢痕处；注意保暖，避免冷风直吹。有出血倾向者慎用。

（四）推拿

常用主穴为印堂、攒竹、睛明、太阳、神庭、风池、心俞、厥阴俞、肝俞、胆俞、肾俞。常采用一指禅推法，“小 8 字”和“大 8 字”推法，3 ～ 5 遍；揉法，每穴约 1 分钟；抹法，抹前额 3 ～ 5 遍；推法，轻推桥弓，每侧 100 ～ 200 遍；叩法，指尖叩前额至头顶，3～6遍；推法，自下而上捏脊3～4遍。进行推拿按摩时，手法宜轻柔缓和，注意观察患者的反应和局部变化情况，要防止因手法粗重引起的意外，随时询问患者对推拿力度的感觉并及时调整。

（五）艾灸

气血两虚型取百会、脾俞、足三里；痰浊瘀阻型取风池、中脘、丰隆。每穴灸30～45分钟。评估患者是否有进行艾灸治疗的禁忌证，艾灸治疗时，则应避免烫伤患者及烧坏衣被。注意室内空气的流通，慎防晕灸的发生。

（六）耳穴贴压

肝阳上亢型取肝、肾、皮质下、额等；痰浊瘀阻型取脾、胃、皮质下、额等。中、强度刺激，每日按压数次，3～5日更换1次。

（七）穴位注射

穴位注射法主要适用于肝阳上亢型眩晕，取穴太冲、行间，每个穴位取柴胡注射液0.5～1mL注射。

穴位注射评估太冲、行间皮肤与皮下情况；取仰卧位。

（八）刮痧

刮痧适用于肝阳上亢型和痰浊瘀阻型眩晕，选取头部、颈肩部、下肢，刮10～20次。

刮痧时评估头顶、后头部、侧头部、颈后部、背部、下肢皮肤情况。有出血倾向者不进行刮痧。刮痧治疗先取坐位刮头部，再俯卧位刮颈背部，最后再取仰卧位刮下肢。更换体位时注意保护，防止患者因眩晕发生意外。治疗过程中注意保暖，避免冷风直吹。

六、案例分析

【病例资料】

李某，男，57岁，2017年4月17日初诊。头晕4年。患者自2013年起发作头晕，如坐舟车，感觉周身环境转动，呕吐，血压低，耳鸣如蝉声，于2014～2016年发作多次，西医检查有内耳平衡失调，诊为梅尼埃病。近两个月来头昏头晕，不能久读书，稍久则头晕加重，胃部不适，有欲吐感，并摇晃欲倒。

【护理评估】

1. 现病史及诊断评估

（1）头晕目眩，视物模糊，如坐舟车。

（2）伴有恶心呕吐，眼球震颤，耳鸣耳聋，汗出，面色苍白。

（3）慢性起病，逐渐加重，反复发作。

2. 病因/诱因评估

（1）年高体弱：肾为先天之本，主藏精生髓，脑为髓之海。患者57岁，属于中老年人，年高肾精亏虚，髓海不足，无以充盈于脑，病情反复发作，久治不愈，损伤肾精肾气，导致髓海空虚，发为眩晕。如肾阴素亏，水不涵木，肝阳上亢，肝风内动，亦可发为眩晕。

（2）久病劳倦：患者久病体虚，脾胃虚弱，血压低，耗伤气血，均可导致气血两虚，气虚则清阳不升，血虚则清窍失养，故而发为眩晕。

【症状评估】

患者诱发眩晕出现的频率高，发作时症状越来越严重。根据眩晕调查问卷显示患者得分为 28 分，属于严重眩晕。

【护理措施】

1. 眩晕严重时，需卧床休息，由护理人员进行生活照顾，必要时派专人护理。

2. 眩晕缓解后，应休息一段时间，起坐动作不宜过快，避免或尽量少做旋转、弯腰等动作，行走时可借助手杖。

3. 可适当安排一定的时间读书、看报、聊天，可使患者气机通达、心胸开阔，从而减少眩晕的发作。

4. 宜食细软温热素食，如生姜枇杷粥或生姜陈皮饮，忌食生冷、肥甘、甜腻生痰之品。

5. 急性发作呕吐剧烈者暂禁食，呕吐停止后可给予流质或半流质易消化饮食。

【护理转归】

患者服药后自觉见效，食欲及睡眠好转，二便调，精神佳，读书写字时症状较前好转。

拓展学习

清代李用粹《证治汇补·卷一·中风》中说：“平人手指麻木，不时眩晕，乃中风先兆，须预防之。”中风的常见病因病机临床表现有哪些？中风有哪些临床表现？

第七章 神昏

学习目标

识记

1. 神昏的定义。
2. 神昏的临床表现。

理解

1. 神昏常见的病因病机。
2. 神昏的评估要点。

应用

结合临床情境，做出神昏正确的中医护理评估，采用合理的中医护理措施和特色护理技术。

一、概述

【定义】

神昏是指由多种病证引起的心脑受邪，窍络不通，神明被蒙，神识丧失，对环境刺激缺乏反应的症状。神昏轻者称晕厥或昏厥，常因痰浊、热毒、外伤、气血逆乱、阴阳衰竭及其他强烈刺激等，使神明失主所致。

【临床表现】

神昏的主要临床表现以神志不清，不省人事，且持续不能苏醒为特征。病者的随意运动丧失，对周围事物如声音、光等的刺激全无反应。在临床中按深浅程度可分为四个层次，依次为神识恍惚、神志迷蒙、昏迷、昏愦。神识恍惚指先见情感淡漠或情绪烦躁，继而辨知事物不清，恍恍惚惚，但强呼之可应，回答问题不够准确。神志迷蒙为嗜睡朦胧状态，强呼之可醒，旋即昏昏入睡。昏迷为呼之不应，不省人事，二便不能自制。昏愦即昏迷之甚，不仅呼之不应，对各种刺激也无反应，常伴目正睛圆、口张目合、舌卷囊缩、汗出脚冷、手撒遗尿、鼻鼾喘促或气息微弱等危症。

【病因病机】

神昏的病因极为复杂，外感疫疠、内伤杂病均可出现，但主要是因心、脑受扰而发生。中医学认为心主神明，脑为元神之府，清窍之所在，主精神意识和思维活动。凡外感时疫，热陷心营，或内伤痰火，阴阳气血逆乱，浊邪上扰等，皆可导致神明失守，清窍闭塞而发病。多种外感温热、疫病类疾病，厥证、痫证、中风、中暑、中毒、头部内伤、电击伤等，均可出现神昏或昏厥。凡痰浊、热毒、风阳、瘀血等上扰或阻塞清窍，导致阴阳逆乱，神明蒙蔽者，多属闭证。气血亏耗，阴阳衰竭，不相维系，清窍失养，神无所倚而神昏者，多属脱证。但如属痰浊盛，内蒙清窍，又兼气血耗散、神不守舍所致神昏者，为内闭外脱的虚实兼见之证。

二、护理评估

【现病史及诊断评估】

神昏指人事不省，意识完全丧失，时间较久而不易苏醒。其轻者为一过性短暂的意识丧失，称昏厥或晕厥，应与其他病症如癔症相鉴别。故应详细了解病史及晕厥发生的伴随症状，如发热、呕吐、口吐涎沫或黄疸，综合患者的既往史进行判断。

【病因 / 诱因评估】

根据神昏发生的原因和经过等，进行诊断思考，如起病的急缓，有无高热、中暑、中风、肺衰、消渴、痫证、肾水等病史，或精神刺激、情志变动、头部外伤、电击伤、在暑热高温下劳作、暴遇寒冷、过饥过累、过量饮酒、食服毒物、吸入一氧化碳等诱因，以及发生年龄的差异，进行考虑。儿童出现神昏，多因肺热病、疫毒痢、暑温、春温等所致。中老年人突然出现神昏，多见于中风病。

【症状评估】

神昏多出现在多种疾病的危重阶段，突发或在疾病发展过程中逐渐出现。伴高热、呕吐、抽搐者，多为温热、温毒类疾病。突然昏仆伴口吐涎沫者，多为痫病。头痛剧烈而神昏者，可见于春温、颅内痈、脑内肿瘤等。伴黄疸者，常见于肝瘟。伴发热、斑疹者，可见于麻疹重症、温毒发斑。

神昏的体检除脉象、血压、体温、呼吸等之外，应检查反射情况：吞咽、咳嗽、角膜、瞳孔反射尚存者为浅度神昏；角膜反射消失，瞳孔反射迟钝，病理反射阳性者为中度神昏；瞳孔反射迟钝或消失，吞咽反射消失者为深度神昏。

【心理社会评估】

神昏患者在清醒之时，常产生恐惧、紧张等焦虑情绪，应早期了解患者心理状态。可用格拉斯哥昏迷量表（GCS）、全面无意识量表（FOUR）进行评估。应特别注意对精神心理、社会支持情况的评估，使患者充分认识到良好的心理状态对治疗神昏的重要性。

三、辨证分型

【辨证要点】

本症虽病机复杂，表现多端，但既神昏之后，不外乎分辨其属于闭证或脱证，因此首先要评估神昏的闭脱。

【证候分型】

（一）闭证

1. 热陷心包证 神昏，高热，烦躁谵语，或时有抽搐，面赤气粗，小便黄赤。舌红绛而干，苔黄燥或焦黄，脉滑数或细数。

2. 热结肠胃证 神昏谵语，躁扰不宁，或日晡潮热，腹满便秘，按之坚硬，口舌干燥。舌苔黄燥或起芒刺，脉沉实有力。

3. 喘促痰蒙证 神志呆痴，时昏时醒，咳逆喘促，痰涎壅盛，身热不扬。舌苔厚腻，脉滑数。

4. 湿热上蒸证 神昏谵语，或昏而时醒，或黄疸日深，斑疹衄血，或腹胀如鼓。舌绛苔腻，脉弦数。

5. 肝阳暴张证 突然昏倒，不省人事，牙关紧闭，口噤不开，两手握固，大小便闭，肢体强痉，口眼㖞斜，半身不遂，鼾声时作。舌苔黄而少津，脉弦滑而数。

（二）脱证

1. 亡阴证 神志不清，汗出如油，面色潮红，身热，手足温，烦躁不安。舌红而干，脉虚数。

2. 亡阳证 神志昏蒙，出冷汗或大汗淋漓，面色苍白，身寒肢冷，目合口开，二便失禁。舌淡白而润，脉微欲绝。

四、护理措施

【一般护理】

1. 病室及周围环境保持安静、光线适宜、通风、空气清新，避免强光及噪声刺激。

2. 严密观察患者意识变化、昏迷的程度，监测生命体征及瞳孔等变化，做好记录。

3. 保持呼吸道通畅，痰多者，及时吸出痰液，预防并发症发生。伴喘促、发绀者，应及时给予氧气吸入。呕吐者头偏向一侧，以防窒息，及时清理口咽部分泌物。

4. 将患者的发卡、假牙等取下，及时修剪指甲，以免损伤肌肤；对于抽搐患者，为防止其咬伤口舌，可用裹上纱布的牙垫或压舌板垫入上下牙齿臼齿之间。

5. 加强口腔护理。每日可用生理盐水棉球清洗口腔 2 ～ 3 次；张口呼吸者，应用一层湿纱布盖在口唇上，以保持口腔黏膜湿润；口唇干裂者可涂搽石蜡油。

6. 加强眼部护理。保护眼睛，每天可用生理盐水洗眼、滴眼药水，尽量使患者眼睑闭合，闭合不全者，可用凡士林纱布敷盖双眼，以免角膜干燥受损。

7. 由于患者长期卧床，局部受压或因久病气血虚衰，血行不畅；或因二便浸渍，很容易发生压疮，故应做好皮肤的护理。每两小时为患者翻身拍背一次，动作要慢、轻，在骨突处用防压疮垫，或使用防压疮气垫床。二便失禁者，及时更换床单，保持局部皮肤干燥，可涂皮肤保护剂，防止失禁性皮炎的发生。

8. 保持大便通畅，患者 3 天无大便者，可给予缓泻剂，必要时遵医嘱灌肠通便。

9. 对尿潴留患者，应先给小腹热敷、按摩，或针刺水道、膀胱俞、长强穴，使其排尿。如仍不能排出，遵医嘱行导尿术。做好管路护理，保持尿管通畅，翻身时勿过于牵拉，做好交接班，记录 24 小时出入量。

10. 神昏患者病情变化快，应密切观察并记录体温、脉搏、呼吸、血压、舌苔、脉象等。如呼吸深大或浅数；或逐渐减慢以致暂停；或呼吸深大与暂停交替出现；或体温骤升骤降；或血压过高过低等均为危重或濒死之象，需立即采取急救措施。

11. 按时为患者的肢体做被动运动，以防止静脉血栓形成、肌肉萎缩及关节强直。

12. 保证供给足够的营养和水分。遵医嘱鼻饲饮食，宜清淡易消化，如米汤、果汁、牛奶、豆浆等。

【临症施护】

1. 气息急促、面色青紫，遵医嘱吸氧，及时吸出气道分泌物。躁动不安者应加床档或约束带妥善约束，防止坠床摔伤。

2. 中暑神昏患者，应将其放置在阴凉通风的病室；有义齿者应取下；抽搐者用牙垫或包有纱布的压舌板置于上下齿之间，防止舌咬伤。

3. 四肢厥冷者，注意肢体的保暖，严防烫伤，伴有肢体偏瘫者，保持肢体功能位，定时翻身。

4. 神昏高热者，遵医嘱给予针刺治疗。

5. 脱证亡阳者，遵医嘱迅速给药，注意保暖。

6. 突然昏迷、口噤手握、牙关紧闭、不省人事者，遵医嘱针刺人中、十宣、百会、合谷等穴。

7. 谵语狂躁、大便秘结者，遵医嘱鼻饲中药通便，必要时灌肠。

8. 尿潴留者遵医嘱行导尿术。

【健康指导】

（一）生活起居护理

1. 居室宜安静整洁，光线柔和，避免噪声和强光等不良刺激。

2. 养成健康的生活方式，生活起居有规律，劳逸适度，每天坚持适量的运动。

3. 平时起居有常，作息定时，避免劳累，保持大便通畅。

4. 注意安全，防呛咳窒息，防跌倒坠床。

（二）饮食护理

良好的饮食习惯对防治神昏非常重要。根据病情给予禁食或鼻饲饮食，神昏初期以实证居多，鼻饲饮食宜清淡易消化，如米汤、果汁、牛奶、豆浆、匀浆膳等，后期多转虚证或虚实夹杂，可根据辨证给予营养丰富易消化吸收的食品，待患者恢复吞咽动作，再改用口服进食。

（三）用药护理

1. 内服汤剂 每剂药分 2 ～ 3 次服用，具体服药时间可根据药物的性能、功效、患者病情，遵医嘱选择适宜的服药时间。一般情况宜采用温服法，对有特殊治疗需要的情况应遵医嘱服用。解表药、清热药宜饭前 1 小时服用，服用解表剂应避风寒、增衣被或辅之热粥以助汗出；消食化积药，通常饭后服；泻下药宜饭前服；驱虫药应在早晨空腹服；安神药宜睡前服；补益药宜空腹服；急诊用药遵医嘱。成人一般每次服用 200mL，心衰及限制入量的患者每次宜服 100mL，老年人、儿童应遵医嘱服用。

2. 内服丸剂 服用安宫牛黄丸时，饮食宜清淡，忌食辛辣油腻之品，以免助火生痰。

3. 注射给药 用药前注意评估患者有无药物过敏史，严格按照药品说明书使用。醒脑静注射液含芳香走窜药物，现配现用，开启后立即使用，防止挥发；生脉注射液，静脉滴注时注意速度宜慢。使用后注意观察药物疗效及反应，出现异常立即停药并报告医生。

五、中医特色护理技术

（一）毫针刺法

神昏针刺常用穴位为手十二井穴、百会、水沟、涌泉、承浆、关元、四神聪。可用强刺激，多用泻法。若亡阴神昏，上方去神阙，着重补涌泉、关元、绝骨，其余诸穴平补平泻。若阴阳俱亡，则用凉泻法针涌泉，加灸神阙。若亡阳神昏，重灸神阙，温针关元，用烧山火针涌泉、足三里，其余诸穴平补平泻。

（二）放血疗法

神昏可于十宣、大椎穴行放血疗法。

（三）拔罐

神昏拔罐主穴为曲池、委中、曲泽、十宣、关冲。拔罐时间为 10 ～ 15 分钟，拔罐次数为每日 1 次或隔日 1 次。

（四）艾灸

神昏艾灸取命门、关元、气海、中脘、足三里等穴，每穴施灸 10 ～ 20 分钟，每日或隔日 1 次，7 ～ 14 日为 1 个疗程。以施穴部位出现红晕为度。

（五）耳穴贴压

神昏耳穴取神门、内分泌、皮质下、心、肝、脑、肾，每次选 3 ～ 5 穴，用王不留行籽穴位贴压。

（六）中药灌肠

药液温度保持在 39 ～ 41℃，抬高臀部 10cm，肛管插入肛门 10 ～ 15cm。采用直肠滴注法时，药液液面距肛门 30 ～ 40cm，滴速 60 ～ 80 滴 / 分钟，每次灌注量不超过 200mL。注意对肛周皮肤的观察及保护，必要时可局部涂抹油剂或膏剂。

（七）鼻疗法

指导患者取坐位或侧卧位，用口缓慢吸气，采用中药鼻腔给药及雾化吸入用鼻缓慢呼气，使吸入的雾粒在气道沉降。观察患者吸入药液后的反应，记录鼻腔给药后的反应。

（八）穴位注射

昏迷患者取风池穴穴位注射药物可促进昏迷患者意识恢复和神经功能恢复。

六、案例分析

【病例资料】

刘某，男，48 岁，入院前 1 小时，于剧烈活动中突然跌仆，继则昏迷伴呕吐。入院时查血压 185/103mmHg，形体肥胖，面红气粗，喉中痰鸣，小便自遗，舌质红，苔黄腻，脉弦滑。神经系统查体：浅昏迷状态，双瞳孔等大同圆，对光反射存在，右中枢性面瘫。项强，克氏征（+），右侧巴宾斯基征（+）。中医诊断：中风，中脏腑，痰热内闭心窍。西医诊断：脑出血，高血压病 3 级。CT 扫描见左内囊膝部脑出血，破入双侧脑室，出血量约 80mL。

遵医嘱急予清开灵 40mL，每日两次静脉滴注，并配合其他药物常规治疗。

【护理评估】

患者中年男性，既往高血压病史 8 年，剧烈活动后突发昏迷。

【护理措施】

1. 患者神志不清，应卧床休息，减少搬动，取平卧位。观察意识变化及生命体征。
2. 遵医嘱给予留置胃管，保证患者供给足够的营养和水分。
3. 密切观察患者病情，做好随时进行抢救的准备。
4. 做好良肢位摆放，防止关节挛缩。
5. 遵医嘱给予留置尿管，做好管路护理。
6. 遵医嘱取关元、气海等穴艾灸。

【护理转归】

患者治疗 3 天后，神识转清，无压疮及其他并发症的发生。

第八章 疼痛

学习目标

识记

1. 疼痛的定义。
2. 疼痛的临床表现。

理解

1. 疼痛常见的病因病机。
2. 疼痛的评估要点。

应用

结合临床情境，做出疼痛正确的中医护理评估，采用合理的中医护理措施和特色护理技术。

一、概述

【定义】

中医学认为疼痛是因各种原因引起身体某些部位的经络、气血运行不畅而产生的，其核心是气血运行障碍，并具体概括为“通则不痛，痛则不通”。

疼痛是由于机体受到伤害性刺激所引起的痛觉反应，常伴有不愉快的情绪反应，强烈、持久的疼痛可致生理功能紊乱，甚至休克。

【临床表现】

（一）根据疼痛特性进行分类

疼痛特性虽多，但归纳起来，总不外寒、热、虚、实四类。

1. 寒痛 总为寒邪凝滞，经脉闭阻，或阳气虚衰，络脉失养所致。其痛多剧烈，得温则减。临床以冷痛最为多见，若是寒凝经脉，使经脉拘急，也可以出现掣痛、急痛、牵引痛等。另外，表寒不散，可致紧痛。

2. 热痛 总为热邪壅滞，气血遏塞，或阴虚火旺，灼伤经脉所致。其痛或剧或缓，得冷则减。临床以灼痛多见。若是热与痰结或与湿合，其痛多剧，常表现为割痛。此外，实热上攻，发于舌部，可见辣痛；阴虚火旺，熏于鼻、咽，可见干痛；火热攻于尿道、眼部，可见涩痛；热盛肉腐，疮疡成脓，可见跳痛等。

3. 虚痛　凡因精、气、血、津液、阴、阳等不足，使络脉失养所致的疼痛，均为虚痛。虚痛大多喜温喜按，休息后稍减。其中，阴血不足，多见隐痛；阳气衰竭，多见绵痛；肾精亏损，多见空痛；中气下陷，多见坠痛。虚痛多发于头颅及胸、腹腔脏器等部位。

4. 实痛　多由六淫、食滞、痰饮、瘀血等有形之邪阻滞经脉，使气血运行受阻而发。实痛大多疼痛剧烈，且拒按。诸如气滞之胀痛、血瘀之刺痛、砂石阻滞及蛔虫窜扰之绞痛、风淫之游走痛、湿着之酸痛、痰阻之重痛、饮流之悬痛、外伤之瘀痛、风痰阻络之木痛、食积之满痛、湿热下注之窘痛，皆属实痛范畴，因此，实痛可发于身体各处。此外，寒痛、热痛中大部分疼痛，也属于实痛范畴，当相互参考，不可机械认识。

（二）根据疼痛发作的时间分类

根据疼痛发作的时间可将疼痛分为急性疼痛、慢性疼痛。

1. 急性疼痛　近期发生的持续时间 < 3 个月的疼痛，常与手术创伤、组织损伤或某些疾病状态有关。常见的急性疼痛包括手术后疼痛，创伤、烧伤后疼痛，分娩痛，心绞痛、胆绞痛、肾绞痛等内脏痛，骨折痛，牙痛，癌性痛等；手术和创伤后疼痛是临床最常见和最急需处理的急性疼痛。

2. 慢性疼痛　连续性或者复发性的持续疼痛，并对患者的健康、功能及生活质量产生具有足够时间和强度的不良影响。常见慢性疼痛包括骨关节炎、慢性腰背痛、神经病理性疼痛、带状疱疹后遗神经痛、血管源性痛等。

【病因病机】

导致痛症的原因很多，诸如外感六淫、内伤七情、痰饮、瘀血、虫扰、食积、外伤等因素皆可使脏腑、经络功能失调，气血运行不畅，从而产生全身或局部的各种痛证。疼痛的种类很多，临床表现不一，其病机可概括为脉络缩蜷、血脉虚涩、气血不畅、阴阳失调、升降失常等几个方面。

二、护理评估

【现病史及诊断评估】

应详细了解疼痛的发生、发展情况，在全面系统问诊的基础上，有重点地采集疼痛病史，对疼痛进行综合评估，包括病因，疼痛性质、程度、部位、时间，伴随症状，服药史及服药后症状改善情况，对日常生活影响等多个方面。结合临床相应的体格检查做出判断与评估。（表 8–1）

表 8–1　根据疼痛的发生时间和延续时间分类

疼痛种类	特点
急性疼痛	通常由疾病损伤引起，起病明确，持续时间较短（在几个小时、几天甚至 6 个月内可缓解）。患者通常表现为心悸、呼吸急促、血压升高、多汗、皮肤苍白，并伴有明显的焦虑。治疗上针对病因或采用常规止痛方法治疗

续表

疼痛种类	特点
慢性疼痛	通常随某慢性病理过程逐渐发生，并可能持续加重，且持续时间超过6个月。患者通常表现为淡漠、迟缓、食欲缺乏、失眠等。癌症相关的慢性疼痛需要规律使用止痛药物治疗，并需要心理、社会支持等综合治疗

【病因/诱因评估】

外感六淫、内伤七情、痰饮、瘀血、虫扰、食积、外伤等因素皆可使脏腑、经络功能失调，气血运行不畅，从而产生全身或局部的各种痛证。可参考《中医痛证诊疗大全》（表8-2）评估患者疼痛相关因素便于查找对应病因，指导对症护理。

表8-2　病因致痛特点

分类		特点
外感疼痛	风袭致痛	1. 风为阳邪，易袭阳位，故疼痛部位多见于人体上部（头面），如头风痛、面痛等，大多为风邪所为 2. 风性善行数变，故所致疼痛多游走不定，如风寒湿杂至之痹证，若见肢体疼痛，游走不定之行痹，即是风气胜所致
	寒凝致痛	1. 疼痛剧烈 2. 部位较固定 3. 得温则减 4. 可发于身体各处
	湿著致痛	1. 因湿性趋下，易袭阴位，故湿痛多见于人体下部（下肢关节为多） 2. 因湿性重浊，故所致疼痛多是重着不移，如着痹之四肢关节酸沉重痛，即为湿邪偏盛所致 3. 因湿性黏滞，不易速去，故湿邪致痛多缠绵反复，病程较长
	火热致痛	1. 灼痛或红肿热痛 2. 疼痛剧烈 3. 得凉则减 4. 全身可见，尤以上部为多
	燥伤致痛	1. 因燥性干涩，故其痛多为干痛 2. 因燥邪侵袭途径多经口与鼻，故疼痛部位常是咽部、鼻部 3. 燥易伤肺，肺居胸中，故燥邪干肺，易致胸痛
	疫疠致痛	1. 疼痛剧烈，如大头瘟之头痛如劈，霍乱之腹痛如绞，烂喉痧之咽喉剧痛等 2. 具有传染性
内伤疼痛	七情过激致痛	1. 七情致痛主要是七情影响了脏腑气机的运行，使气机紊乱，气血运行不畅而发病 2. “怒则气上，喜则气缓，悲则气消，恐则气下，惊则气乱，思则气结” 3. “怒则气上”，怒所伤内脏为肝。肝气逆乱，气滞血瘀，则出现胸胁疼痛、痛经、胃痛等 4. 疼痛的特点多为走窜胀痛

续表

分类		特点
内伤疼痛	饮食不节致痛	1. 饮食不节是指饥饱失调，饮食不洁，饮食偏嗜等。其疼痛多在胃肠 2. 若饮食过饱，食积内停，阻滞气血，其疼痛多是胀痛，拒按，食后痛剧，嗳气或矢气后痛减；若饮食偏少，日久则气血亏虚，其疼痛多为隐痛，饥饿时加剧，食后痛减 3. 若饮食不洁，除可直接引发腹痛、腹泻等胃肠疾患外，还可导致虫疾，而致腹部阵发性疼痛 4. 若饮食偏嗜，也可出现疼痛。如饮食偏热性，则可致腹部胀满疼痛，便秘等。饮食偏寒凉，可致腹部冷痛、泄泻等
	劳逸失度致痛	指过度劳累，包括劳力过度、劳神过度和房劳过度。 劳力伤气血，劳神伤心脾，房劳伤肾精
外伤疼痛		外伤主要包括跌仆闪挫、持重努伤、枪弹金刃所伤及冻伤、虫兽伤等。 其疼痛特点多呈肿痛
痰饮疼痛		1. 无论外感还是内伤均可导致水液代谢障碍而形成痰饮之物。痰饮停留于机体某一部位，堵塞经络血脉，闭阻气血，而引发疼痛 2. 痰饮致痛可引发于机体任何部位。痰邪上犯，可引起头痛、面痛；痰阻心肺，可出现胸闷痛；痰流筋骨，可致阴疽流注而引起痛证 3. 其特点为引痛或重痛
瘀血疼痛		1. 气虚、气滞、血寒、血热均可引起体内瘀血，瘀血是体内血液运行不畅、停滞或离经之血积于体内而形成病理性产物。瘀血既成，气血不通，不通则痛。如瘀阻于心，则可见真心痛、绞痛，瘀阻于肝，则胁肋疼痛；瘀阻肢体肌肉，则局部肿痛 2. 其特点：①刺痛，刀割样性疼痛；②痛处固定不移；③夜间疼痛加剧；④痛处可见肿痛物等

【症状评估】

（一）根据疼痛程度评估

使用疼痛评估工具评定疼痛症状的程度，根据疼痛评估等级给予相应的疼痛护理。常用评估工具有以下几种。

1. 数字式疼痛评定法　将一条直线等分10段，一端为“0”代表无痛，另一端为“10”代表极度疼痛。患者可选择其中一个能代表自己疼痛感受的数字来表示疼痛程度。

2. 文字描述式评定法　将一直线等分5段，每个点均有相应描述疼痛程度的文字，其中一端表示“没有疼痛”，另一端表示“无法忍受的疼痛”。患者可选择其中之一表示疼痛程度。

3. 视觉模拟评定法　用一条直线，不做任何划分，仅在直线的两端分别注明不痛和剧痛。患者可根据自己对疼痛的实际感受在线上标记疼痛的程度。

4. 面部表情测量图　如图8-1所示6个不同疼痛程度的面孔，患者可从中选择一个面孔来代表自己的疼痛感受。

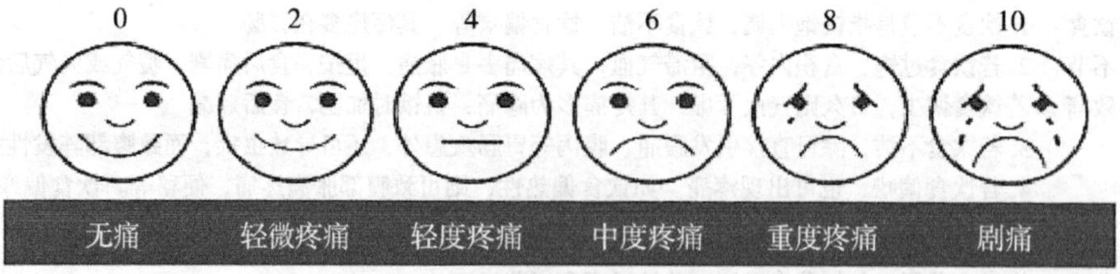

图 8-1　面部表情量表法（FPS-R）

（二）根据疼痛生理机制分类评估

表 8-3　根据疼痛的生理机制分类评估

分类评估	特点
躯体痛	躯体痛的疼痛部位明显，如肿瘤骨转移或术后痛，可分为急性和慢性，通常表现为刺痛、酸痛
内脏痛	内脏痛由胸腹部脏器受肿瘤浸润、压迫或牵引引起。定位不明确，通常表现为挤压痛、胀痛或牵拉痛
神经痛	神经痛由肿瘤浸润或治疗引起的神经末梢或中枢神经系统受损所致，表现为烧灼样、钳夹样的阵发性疼痛，往往伴有感觉或运动功能丧失

【心理社会评估】

通过观察、交谈及访问来进行患者的心理、社会评估，内容包括外观、活动、心情和情绪、智能表现和学习能力、言语、思想、意识状态及家庭情况。可参考医院焦虑量表 HAD（Hospital Anxiety and Depression Scale），患病行为问卷 IBQ（Illness Behavior Questionnaire）评估患者的心理社会问题，给予相应护理措施。

三、辨证分型

【辨证要点】

疼痛的范围甚广，病机复杂多变。其病情有轻重缓急之分，病位有脏络深浅之异，病性有寒热虚实之殊，病程有长短久暂之别。故临证必须综合考虑，详察细辨，才能加强论治的针对性，进而提高疗效。

【证候分型】

（一）气滞证

疼痛呈胀痛或窜痛，疼痛时轻时重，痛无定处，按之无形，痛时常伴有叹息、嗳气、矢气，可随情绪好转而减轻，亦可随忧思恼怒而加重，脉弦。

（二）血瘀证

疼痛如针刺、刀割，痛有定处、拒按，常在夜间加重。肿块在体表者，常呈青紫色；在体内者，呈坚硬而按之不移的肿块。出血反复不止，呈暗紫色，血中多夹有血块或大便色黑如柏油状，或妇女崩漏。面色黧黑，肌肤甲错，唇甲青紫，皮下瘀斑，或皮肤出现丝状红缕，或腹壁青筋怒张，舌质紫暗，或有瘀点、瘀斑，舌下络脉曲张，脉细涩或结代，或无脉。

（三）痰瘀互结证

局部刺痛，痛有定处或拒按，脉络瘀血，皮下瘀斑，舌质紫暗，有瘀斑、瘀点，苔腻，脉涩。

四、护理措施

【一般护理】

（一）病情观察

1. 严密观察疼痛的部位、性质、程度、发生及持续时间、规律性、与体位的关系、诱发因素、伴随症状、痛点有无转移和放射，以及患者的心理反应、生命体征变化等；应用疼痛评估量表评估疼痛的严重程度。

2. 出现异常或疼痛加剧，或出现厥脱先兆症状时应立即报告医生、采取应急处理措施。

（二）病室环境

营造一个安静、舒适、干净的环境，如保持被褥干净、整洁，光线适宜，没有噪声等。

（三）生活护理

1. 根据疼痛的部位协助患者采取舒适的体位。

2. 保持大便通畅，积极预防便秘。

3. 护士负责与患者及家属进行疼痛相关知识的宣教，告知疼痛的原因或诱因。进行各种护理操作前耐心向患者做好解释工作，以取得患者的配合。

【临症施护】

1. 合理运用缓解或解除疼痛的方法

（1）护士应正确使用镇痛药物，在用药过程中，护士应注意观察病情，把握好用药时机，正确用药。如麻醉性镇痛药具有成瘾性和耐受性，仅供应于重度疼痛的患者，而轻度和中度疼痛的患者，应使用非麻醉性镇痛药。

（2）护士应严格掌握用药的时间和剂量，掌握患者疼痛发作的规律。对于慢性疼痛的患者，最好在疼痛发生前给药，因为在此时给药，疼痛容易控制，且用药量小、效果好；对于手术后患者，适当应用止痛药物，可促进患者早期下床活动，以减少并发症的发生。

（3）给药 20 ～ 30 分钟后需评估并记录使用镇痛药的作用及副作用，当疼痛缓解时应及时停药，防止药物的副作用、耐药性及成瘾性。值得注意的是，在疼痛原因未明确诊断前，不能随意使用任何镇痛药物，以免掩盖症状，延误病情。

（4）对于癌性疼痛的药物治疗，目前临床普遍采用 WHO 所推荐的三阶梯疗法。其目的是逐渐升级，合理应用镇痛剂来缓解疼痛。其原则为按药效的强弱依阶梯顺序使用；使用口服药；按时、联合服药；用药剂量个体化。大多数患者据此接受治疗后均能有效止痛。

2. 恰当地使用心理护理的方法

（1）减轻心理压力：护理人员应以同情、安慰和鼓励的态度支持患者，与患者建立相互信赖的友好关系。只有当患者相信护士是真诚关心他，能在情绪、知识、身体等各方面协助其克服疼痛时，才会无保留地把自己的感受告诉护士。护理人员应鼓励患者表达疼痛时的感受及其对适应疼痛所做的努力，尊重患者对疼痛的行为反应，并帮助患者及家属接受其行为反应。

（2）分散注意力：分散患者对疼痛的注意力可减少其对疼痛的感受强度，常采用的方法有以下几种。

1）参加活动：组织患者参加其感兴趣的活动，能有效地转移其对疼痛的注意力。如唱歌、玩游戏、看电视、愉快地交谈、下棋、绘画等。对患儿来说，护士的爱抚和微笑、有趣的故事、玩具、糖果、游戏等都能有效地转移他们的注意力。

2）音乐疗法：运用音乐分散患者对疼痛的注意力是有效的方法之一。优美的旋律对降低心率、减轻焦虑和抑郁、缓解疼痛、降低血压等都有很好的效果。注意应根据患者的不同个性和喜好，选择不同类型的音乐。

3）有节律按摩：嘱患者双眼凝视一个定点，引导患者想象物体的大小、形状、颜色等，同时在患者疼痛部位或身体某一部位做环形按摩。

4）深呼吸：指导患者进行有节律的深呼吸，用鼻深吸气，然后慢慢从口中呼气，反复进行。

5）指导想象：是通过对某特定事物的想象以达到特定的正向效果。让患者集中注意力想象自己置身于一个意境或一处优美的风景中，能起到松弛和减轻疼痛的效果。在做诱导性想象之前，先做规律性的深呼吸运动和渐进性的松弛运动效果更好。

6）松弛疗法：松弛可以消除身体或精神上的紧张，并促进睡眠，而足够的睡眠有助于缓解焦虑，减轻疼痛。可以通过自我调节、集中注意力，使全身各处肌肉放松，以减轻疼痛强度，增加对疼痛的耐受力。

3. 积极采取促进患者舒适的措施 通过护理活动促进舒适是减轻或解除疼痛的重要护理措施。帮助患者采取正确的姿势、提供舒适整洁的病床单位、良好的采光和通风设备、适宜的室内温湿度等都是促进舒适的必要条件。此外，在进行各项护理活动前，给予清楚、准确的解释，并将护理活动安排在镇痛药物显效时限内，确保患者所需物品伸手可及等均可减轻焦虑，促使患者身心舒适，从而有利于减轻疼痛。

【健康指导】

（一）生活起居护理

1. 指导患者和家属了解本病的性质，掌握控制疼痛的简单方法，减轻身体痛苦和精神压力。

2. 减轻或消除疼痛的刺激因素：当患者咳嗽或深呼吸时，用手托住伤口或用枕头抵住伤口；对手术或骨折等需翻身的患者，妥善保护好伤肢和术肢，避免过度扭转及对创面的直接压迫。

（二）给药护理

1. 内服中药：中药与西药的服药时间应间隔 1 ～ 2 小时；中药汤剂一般饭后温服。因寒致血瘀者偏热服，因热致血瘀者偏凉服；活血化瘀类中药，如银杏叶片、血府逐瘀口服液等，宜饭后服用。

2. 注射给药：中药注射剂应单独输注，须使用一次性精密输液器；与西药注射剂合用时，用生理盐水间隔，注意观察有无不良反应；使用活血化瘀药时，注意有无出血倾向。常用药物有丹参、丹红、红景天、血栓通、参芎、银杏叶提取物、红花、灯盏细辛和苦碟子等注射液。

3. 在未查明疼痛原因时，忌用如吗啡、盐酸哌替啶等止痛药，以防掩盖病情。急性疼痛根据查体或检验结果做出初步诊断后，应及时采取适当的药物止痛。

4. 遵医嘱给药，掌握各种止痛药物的属性、剂量、给药时间、疗效及药物的不良反应，注意观察患者用药后有无不良反应，如阿片类药物使用过程中应重点观察有无呼吸抑制。

5. 指导患者自控镇痛：患者自控镇痛是借助 PCA 仪，通过静脉或硬膜外腔途径给药镇痛。其常用药物是吗啡、芬太尼、布比卡因。术后患者一般使用 48 ～ 72 小时，镇痛效果较好。

（三）饮食护理

1. 气滞证 宜食行气活血的食物，如白萝卜、柑橘、生姜、茴香、丁香、银杏、柠檬、柚子、金橘、玫瑰花茶和茉莉花茶等，宜少吃盐和味精。不宜吃甘薯、芋艿、蚕豆、栗子等容易胀气的食物；不宜多吃肥肉、奶油、鳗鱼、蟹黄、蛋黄、鱼子、巧克力、油炸食品和甜食，防止血脂增高，阻塞血管，影响气血运行；不宜吃冷饮，避免气血运行不畅。

2. 血瘀证 宜食活血祛瘀的食物，如桃仁、山楂、大枣、赤小豆、韭菜、洋葱、大蒜、桂皮、生姜、藕、黑木耳、竹笋、紫皮茄子、魔芋、糯米甜酒、螃蟹和海参等，亦可用玫瑰花、茉莉花泡茶喝，不宜吃收涩、寒凉、冰冻之品等。忌粗糙、坚硬、油炸、厚味之品，忌食生冷性寒之物。

3. 痰瘀互结证 多食祛痰、化痰的食物，如薏苡仁、赤小豆、白扁豆、山药、荸荠、冬瓜、黄瓜等，忌食生冷食物。

五、中医特色护理技术

（一）埋针疗法

埋针疗法又称皮内针刺法。它是将特制的图钉型或麦粒型针具刺入皮内，固定留置一定时间，给皮部以弱而长时间的刺激，以达到治疗疾病的一种方法。此法适用于需要长时间留针的慢性顽固性疾病和经常发作的疼痛性疾病，如神经性头痛、三叉神经痛、牙痛、痹痛、胃痛、痛经等。一般可根据针灸疗法时的处方原则进行辨证取穴，同时可结合经络、经穴的触诊法选取阳性反应点，反应不明显者，可取有关俞、募、郄穴进行治疗。

注意事项：①关节附近不可埋针，因活动时会引起疼痛。胸腹部因呼吸时会活动，亦不宜埋针。②埋针时严格遵守无菌操作原则，以防感染。③埋针后，如患者感觉疼痛或妨碍肢体活动时，应将针取出，选穴重埋。④埋针期间，针处不可着水，避免感染。热天出汗较多，埋针时间勿过长，以防感染。

（二）穴位注射

本法为选用相同的穴位和药物，并将药物注入穴位内，以发挥药物和穴位的综合效能，达到治疗疾病的一种方法，适用于急慢性疼痛，如头痛、牙痛、腹痛、胃痛、腰痛、肢体关节痛等。重要脏器所在部位（如胸、背部），注射时应严格掌握深度，防止刺伤内脏。身体虚弱者或有晕针史者不宜使用本法。

（三）艾灸

艾灸适用于寒邪所致的各种疼痛如胃脘痛、腹痛、腰腿痛等；属某一经络或部位气滞血瘀、经络阻滞引起的麻木、疼痛、肿胀等症；气虚血亏而致的各种虚性疼痛。

（四）刮痧

刮痧适用于治疗感受暑湿秽浊引起的头痛、腹痛、身痛诸症，亦可用于风湿痹证。

（五）穴位贴敷

穴位贴敷可泛治诸痛，宜根据疼痛的性质、部位，选用相应的药物敷贴。如实证、热证，多用清热解毒、活血化瘀、祛风除湿之品；虚证、寒证，则用益气温阳、通经散寒之剂。

（六）耳穴贴压

耳压贴压法广泛用于各种痛证的治疗，如头痛、偏头痛、三叉神经痛、肋间神经痛、坐骨神经痛，以及术后伤口痛、外伤性疼痛等。对过度饥饿、疲劳、精神紧张、孕妇及年老体弱者，按压宜轻；急性疼痛按压宜重。

（七）拔罐

拔罐又称吸筒疗法，适用于外感风寒之头痛、四肢关节痛、腰背痛、痛经，腹痛，以及扭伤、挫伤、痈肿疼痛等多种痛症。对局部有皮肤溃疡，或妊娠 3 个月以内的妇女，6 岁以下的儿童，严重的心脏病、血友病、精神病患者等，均应禁用。

（八）中药熏洗

中药熏洗疗法具有活血通络、温经散寒、疏风解表、解毒消肿、燥湿止痒等作用，适用于血瘀、寒凝、热壅、湿热蕴结所致的疼痛，以及跌仆损伤疼痛。

六、案例分析

【病例资料】

王某，男，41 岁，患者 3 年前因病服用阿司匹林后出现右上腹间断疼痛，疼痛性质为隐痛，无恶心呕吐，无反酸烧心，无口干口苦，大便正常，未系统检查，自服奥美拉唑、铝碳酸镁片等药物后症状可缓解，但劳累后饮食不节时有反复，5 天前再次饮食不节症状加重，于某院行胃镜检查结果显示十二指肠球部溃疡（A1 期），慢性非萎缩性胃炎伴糜烂、胆汁反流，Hp（++），由门诊以“十二指肠球部溃疡”收入院。

既往史：30 年前行阑尾切除术；轻度脑缺血病史 3 年，间断服阿司匹林肠溶片、银杏叶片、脉血康等药物，目前停服阿司匹林肠溶片近 20 天，面神经炎后遗症 3 年；否认有高血压病、心脏病、糖尿病等慢性病病史。否认有肝炎、结核等传染病病史。否认有重大外伤病史。否认有地方病及职业病病史。无输血史。否认有药物及食物过敏史。舌淡，苔白腻，脉弦细滑。

入院体温 36.7℃，脉搏 74 次 / 分，呼吸 17 次 / 分，血压 110/70mmHg。

【护理评估】

右上腹间断疼痛，无恶心呕吐，无咳嗽咳痰，无头痛头晕，无反酸烧心，无口干口苦，未系统检查，自服奥美拉唑、铝碳酸镁片等药物后症状可缓解，但劳累后饮食不节时有反复，5 天前再次饮食不节症状加重，偶有耳鸣，纳食佳，起居不规律，饮食不节，性情急躁，昨日排黑褐色稀便两次，小便正常，眠欠安多梦，近期体重无变化，视觉模拟评分为 5 分，属中度疼痛。

【护理措施】

1. 指导患者急性发作时宜卧床休息，注意腹部保暖。

2. 指导患者半流质饮食，宜食温热食物，忌食辛辣、肥甘、煎炸之品，戒烟酒。待症状缓解宜食行气活血的食物，如白萝卜、生姜等，宜少食盐和味精。

3. 遵医嘱艾灸中脘，每日 1 次。

4. 遵医嘱耳穴贴压脾、胃、大肠、交感、神门、交感、内分泌等穴位，每日按压 3 次，每周更换两次。

5. 神阙穴穴位贴敷，每日 1 次，每次 4 小时。

6. 指导患者中药与西药的服药时间应间隔 1 ～ 2 小时；中药汤剂应饭后温热服。

7. 多与患者沟通交流，缓解紧张焦虑情绪，避免情绪激动，每日饭后适当锻炼，每日行腹部顺时针按摩两次，每次 15 ～ 20 分钟。

【护理转归】

患者于住院两周后，腹部胀痛基本消失，视觉模拟评分1分。

拓展学习

2013年RNAO临床实践指南《疼痛评估和管理》。

第九章 不寐

学习目标

识记

1. 不寐的定义。
2. 不寐的临床表现及评估要点。

理解

1. 不寐常见的病因病机。
2. 不寐常见证型的临床特点。
3. 不寐的评估要点。

应用

结合临床情境，做出不寐正确的中医护理评估，采用合理的中医护理措施和特色护理技术。

一、概述

【定义】

不寐，即一般所谓的“失眠”，是因为阳不入阴所引起的以不易入寐为特征的病症。轻者入寐困难，有寐而易醒，有醒后不能再寐，亦有时寐时醒等，严重者则整夜不能入寐。

【临床表现】

不寐以睡眠时间不足，睡眠深度不够及不能消除疲劳、恢复体力与精力为主要证候特征。其中睡眠时间不足者可表现为入睡困难，夜寐易醒，醒后难以再睡，严重者甚至彻夜不寐；睡眠深度不够者常表现为夜间时醒时寐，寐则不酣，或夜寐梦多。由于睡眠时间及深度质量的不够，致使醒后不能消除疲劳，表现为头晕、头痛、神疲乏力、心悸、健忘甚至心神不宁等。由于个体差异，对睡眠时间和质量的要求亦不相同，故临床判断失眠不仅要根据睡眠的时间和质量，更重要的是以能否消除疲劳、恢复体力与精力为依据。

【病因病机】

引起不寐的病因主要为饮食不节、情志失常、劳逸失调及体虚失养等。虽然不寐的病因较多，但病位主要在心，与肝、脾、肾密切相关，其病机不外乎营卫失调、阴阳失和、脏腑损伤、气血亏虚、肝郁气滞、痰瘀内阻等。

二、护理评估

【现病史及诊断评估】

1. 轻者入睡困难或睡而易醒，醒后不寐，连续 3 周以上，重者彻夜难眠。
2. 常伴有头痛头昏、心悸健忘、神疲乏力、心神不宁、多梦等。
3. 经各系统及实验室检查，未发现有妨碍睡眠的其他器质性病变。

【病因 / 诱因评估】

1. 情志所伤 喜怒哀乐等情志过极均可导致脏腑功能失调而发生不寐。情志不遂，肝气郁结，肝郁化火，邪火扰动心神，心神不安而不寐；或由五志过极，心火内炽，心神扰动而不寐；或由思虑太过，损伤心脾，心血暗耗，神不守舍，脾虚生化乏源，营血亏虚，不能奉养心神。

2. 饮食不节 暴饮暴食，宿食停滞，或脾胃受损，壅遏于中，胃气失和，阳气浮越于外而卧寐不安；或由过食肥甘厚味，酿生痰热，扰动心神而不眠或由饮食不节，脾胃受伤，脾失健运，气血生化不足，心血不足，心失所养而失眠。

3. 病后、年迈 久病血虚，产后失血，年迈血少等，引起心血不足，心失所养，心神不安而不寐。

4. 禀赋不足，心虚胆怯 素体阴盛，兼因房劳过度，肾阴耗伤，不能上奉于心，水火不济，心火独亢；或肝肾阴虚，肝阳偏亢，火盛神动，心肾失交而神志不宁。“亦有因心虚胆怯，暴受惊恐，神魂不安，以致夜不能寐或寐而不酣”。

综上所述，不寐的病因虽多，但以情志、饮食或气血亏虚等内伤病因居多，由这些病因引起心、肝、胆、脾、胃、肾的气血失和，阴阳失调，其基本病机以心血虚、胆虚、脾虚、肾阴亏虚进而导致心失所养，以及由心火偏亢、肝郁、痰热、胃失和降进而导致心神不安两方面为主。其病位在心，但与肝、胆、脾、胃、肾关系密切。失眠虚证多由心脾两虚，心虚胆怯，阴虚火旺，引起心神失养所致。失眠实证则多由心火炽盛，肝郁化火，痰热内扰，引起心神不安所致。但失眠久病可表现为虚实兼夹，或为瘀血所致，故清代王清任用血府逐瘀汤治疗。

【症状评估】

1. 轻度 偶发，对生活质量影响小。

2. 中度 经常发生，影响生活质量，伴易怒、焦虑、疲乏等。

3. 重度 每晚发生，严重影响生活质量，需要用药物治疗。

【心理社会评估】

失眠会引起疲劳不安、全身不适、无精打采、反应迟钝、头痛、记忆力不集中等，严重者会导致精神分裂。即使是短期性的失眠及缺乏足够的睡眠时间，人体也会急剧衰老，免疫力大幅度降低。顽固性的失眠，给患者带来长期的痛苦，甚至形成对安眠药物的依赖，而长期服用安眠药物又可引起医源性疾病。

三、辨证分型

【辨证要点】

临床对不寐症的辨证宜遵循三个要点。

1. 辨轻重 不寐的轻重程序与其病因、病程长短有关，要通过不同的临床表现加以辨别。轻证为少眠或不眠，重者彻夜不眠；轻者数日即安，重者成年累月不解，苦于入睡困难。

2. 辨虚实 不寐的病性有虚实之分。虚证属阴血不足、心脑失其所养，表现为体质瘦弱、面色无华、神疲懒言、心悸健忘，多因脾失化源、肝失藏血、肾失藏精、脑海空虚所致。实证为火盛扰心或瘀血阻滞，表现为心烦易怒、口苦咽干、便秘溲赤、胸闷且痛，多由心火亢盛、肝郁化火、痰火郁滞、气血阻滞所致。

3. 辨受病脏腑 不寐的主要病位在心脑。由于心神被扰或心神失养、神不守舍而致不寐。亦因肾精亏虚、脑海失滋、神不守持而致失眠。同时，其他脏腑如肝、胆、脾、胃、肾的阴阳气血失调，也可扰动心脑之神而致不寐。如急躁易怒而不寐者，多为肝火内扰；入睡后易惊醒者，多为心胆虚怯；面色少华，肢倦神疲而不寐者，多为脾虚不运，心神失养。

【证候分型】

1. 肝郁化火证 急躁易怒，不寐多梦，甚至彻夜不眠，伴有头晕头胀，目赤耳鸣，口干而苦，便秘溲赤，舌红苔黄，脉弦而数。

2. 痰热扰神证 不寐，胸闷心烦，泛恶，嗳气，伴有头重目眩，口苦，舌红苔黄腻，脉滑数。

3. 心脾两虚证 多梦易醒，心悸健忘，神疲食少，头晕目眩，伴有四肢倦怠，面色少华，舌淡苔薄，脉细无力。

4. 阴虚火旺证 心烦不寐，心悸不安，腰酸足软，伴头晕，耳鸣，健忘，遗精，口干津少，五心烦热，舌红少苔，脉细而数。

四、护理措施

【一般护理】

1. 伴有其他疾病者进行健康指导，祛除诱因如咳嗽、疼痛、哮喘等，以助其入眠。
2. 因思虑过度所致者，宜做好情志护理，解除其忧虑，疏导其心绪。
3. 营造安静舒适的睡眠环境，光线宜暗，被褥松软舒适。
4. 指导患者养成按时就寝的习惯，睡前避免情绪激动或剧烈活动。

【临症施护】

1. 观察病情，轻重不一，轻者难寐易醒，或多梦；重者，彻夜不眠。病期短者多为实证，较易治；病期长者多属虚证，较顽固。

2. 伴发症状是判断证型的重要依据。实证胃不和者必伴有消化道症状，如脘闷腹胀、嗳酸嘈杂等，虚证则有头痛、头晕、耳鸣、腰膝酸软、肢倦神疲、心悸健忘，甚至终日昏昏，欲寐而不得寐。

3. 听抒情音乐或看消遣性质的杂志，使心情宁静即可关灯入睡。必要时遵医嘱使用镇静安神药。

4. 教会患者按摩神庭、内关、太冲等穴位，具有良好的促眠作用。

5. 指导患者睡前在床上做卧功，方法：右侧卧位，上肢放在腿上继续用运气方法，调整心率和呼吸节律，使全身放松，容易入睡。

【健康指导】

（一）生活起居护理

1. 创造良好的睡眠环境，空气清新，病房保持安静，光线适宜，避免噪声与强光刺激。

2. 选择舒适的卧具。

3. 养成良好的睡眠习惯，生活起居要有规律，保证每日睡眠 7 ～ 8 小时，避免熬夜，早睡早起，有条件者可午睡半小时。

4. 减少白天睡眠，睡前不看情节刺激的文章、电视节目，不做剧烈的运动，不饮浓茶、咖啡等兴奋性饮料。

5. 根据患者的病情制订运动计划，强度坚持从小到大，从舒缓运动开始。如八段锦、太极拳等传统锻炼项目，亦可以将双手搓之后，以掌面沿胁肋部进行反复摩擦，以发热为度，可以起到疏肝理气的作用。

（二）给药护理

1. 遵医嘱用药，中药温服，热证者凉服。

2. 尽量避免长期服用镇静安神药。心气虚弱者宜睡前以酸枣仁粉冲服。

(三) 饮食护理

1. 饮食规律，进食清淡易消化、营养丰富的食物，适当进食新鲜水果、蔬菜，忌食辛辣刺激等燥热助火之品，忌烟酒、浓茶及咖啡等，晚餐不宜过饱。

2. 肝郁化火证：可多食新鲜瓜果、蔬菜，如梨、苦瓜、绿豆芽、海带、冬瓜等；菊花、黄芩代茶饮，以清肝退热。忌食用辛辣、温补类食物如葱、姜、蒜、鱼虾、羊肉、狗肉等。

3. 痰热扰神证：宜清淡，以除湿健脾开胃为主，主食以大米、面、怀山药粥、云茯苓粥、薏苡仁粥为宜，可食芹菜、萝卜、菠菜、山药、白菜。服竹沥水、柑橘、海带、鲜竹笋等清化痰热。禁食生冷瓜果及肥甘厚味之品如动物内脏、蛋黄、奶酪、甜食、牛腩、羊肉等生痰、助湿、黏腻脾胃的食物。

4. 心脾两虚证：宜补心健脾为主，可饮红枣桂圆汤、薏米山药粥、动物心脏等食物。忌食黏腻、醇酒等助湿困脾之品。

5. 阴虚火旺证：宜补肝肾滋阴为主，如莲子粥、桂圆粥、核桃仁粥、鳖甲汤、黑木耳等。可予绿豆汤、酸梅汤等养阴清热，生津止渴。食桑椹百合粥等滋阴泻火之品。忌辛辣、煎炸等助火之品。

五、中医特色护理技术

(一) 耳穴贴压

主穴：心、神门、枕、皮质下等穴。心胆气虚型加胆、肝；心脾两虚加脾穴；胃气失和型加胃、脾穴；阴虚火旺型加肾穴。留置期间嘱患者进行压迫刺激，每次 1 ～ 2 分钟，每日 2 ～ 3 次。根据医嘱确定留置时间，一般夏季 1 ～ 3 天，冬季留置 3 ～ 7 天。

(二) 刮痧

主要选取以下几条线进行刮痧：第一条为百会至头维（梳刮法）；第二条为百会至四神聪（梳刮法）；第三条为乳突至风池（梳刮法）；第四条为背部大椎至至阳；第五条为大杼至膈俞（平至阳）；第六条为上肢的心经（在前臂的少海至神门，重点按揉神门穴）；第七条为下肢的脾经（阴陵泉至三阴交，重点按揉三阴交）。刮痧的一般原则：从上向下，从内向外，刮痧板与身体呈 45° 角，先轻刮，逐渐加重，每条刮痧带刮 15 ～ 30 次，时间以 5 ～ 10 分钟为宜。症状轻者，每日刮 1 次，症状重者，手法轻点，1 天 2 ～ 3 次。

(三) 穴位按摩

肝郁化火型选取行间、风池、神门、安眠、阳陵泉。胃气失和型选取脾俞、足三里、神门、安眠、大陵；阴虚火旺型选取肾俞、太溪、神门、安眠；心脾两虚型选取脾俞、肾俞、三阴交、神门、足三里、中脘等。

(四) 中药泡足疗法

根据不寐的辨证分型开具中药，煎药机熬制好后可以每晚睡前进行中药泡足，常用中药有合欢花、首乌藤、酸枣仁、远志、琥珀、龙骨、石菖蒲、茯神等。一般 7 ～ 10 天为 1 个疗程。

（五）健身气功

练习健身气功如八段锦。每天练功次数及每次练功时间的长短，应根据自己的体质、病情、练功的进度以及时间允许的情况等有所不同。

八段锦的基本内容包括双手托天理三焦；左右开弓似射雕；调理脾胃须单举；五劳七伤往后瞧；摇头摆尾去心火；两手攀足固肾腰；攒拳怒目增气力；背后七颠百病消。

六、案例分析

【病例资料】

丁某，女，学生，21岁，2004年3月2日就诊。失眠反复发作两年。入睡困难或醒后难以再寐，醒时心烦心悸，尚伴头晕健忘，面色少华，神疲食少，四肢倦怠，心悸不安，善恐易惊，舌淡苔薄，脉细弱。

【护理评估】

患者自两年前因高考学习紧张，功课压力大导致精神紧张，晚上经常失眠，表现为入睡困难或醒后难以再寐，每天睡眠时间3～5小时，且醒时心烦心悸，未曾行系统治疗。考上大学后，精神更为紧张，失眠症状加重，尚伴头晕健忘，面色少华，神疲食少，四肢倦怠，心悸不安，善恐易惊，舌淡苔薄，脉细弱。

【护理措施】

1. 室内应安静，光线宜偏暗柔和，避免噪声。

2. 多与患者交谈，了解其近忧远虑，进行开导消除顾虑，使其放下心理包袱，不想太多烦心杂事，心情平静安和，心宽则睡眠安。

3. 安神的药物宜在睡前0.5～1小时服用，劝患者在睡前不要过度看资料，不要过度思考，不要熬夜，不要急躁，卧后不要半途起床活动，安心平静，使思想松弛，易入睡。

4. 饮食宜清淡易消化、无刺激为宜，可饮红枣桂圆汤、薏米山药粥等补益心脾的食物。切忌生冷及辛辣的食物。

5. 遵医嘱使用以下中医护理技术。

（1）针刺选用脾胃经和心经、心包经的穴位，如百会、四神聪、足三里、三阴交、阴陵泉、内关、神门，补法，留针30分钟，每日1次，7日为1个疗程，共4个疗程。

（2）耳穴贴压：选取神门、脾、心、交感、皮质下等穴，隔日1次，5～7日为1个疗程，3个疗程可见明显效果，指导患者每日按压2～3次，每次按压各穴位2～3分钟。

（3）中药泡足：常用中药有合欢花、首乌藤、酸枣仁、远志、琥珀、龙骨、石菖蒲、茯神等煎成汤剂，泡脚，每晚1次，每次20～30分钟。一般7～10日为1个疗程，共2～3个疗程。

6. 指导患者白天加强锻炼，减少睡眠，睡觉时放松心情，听音乐。

【护理转归】

经 1 个月后，患者睡眠好转，从 3 ～ 5 小时逐步增至 4 ～ 6 小时，精神有所好转。

第十章 呕吐

学习目标

识记

1. 呕吐的定义。
2. 呕吐的临床表现。

理解

1. 呕吐常见的病因病机。
2. 呕吐的评估要点。

应用

结合临床情境，做出呕吐正确的中医护理评估，采用合理的中医护理措施和特色护理技术。

一、概述

【定义】

呕吐是由于胃失和降，胃气上逆，使胃中之物从口中吐出的一种病症。为多种急慢性疾病常见的症状之一。历代医家以有声有物谓之“呕”；有物无声谓之“吐”；有声无物谓之“哕”。临床实践中呕与吐常多兼见，很难截然分开，故一般统称为呕吐。

【临床表现】

呕吐的临床表现不尽一致，常有恶心之先兆，其作或有声而无物吐出，或吐物而无声，或吐物伴有声音；或食后即吐，或良久复出；或呕而无力，或呕吐如喷；或呕吐新入之食，或呕吐不消化之宿食，或呕吐涎沫，或呕吐黄绿苦水；呕吐之物有多有少。

呕吐常有诱因，如饮食不节，情志不遂，寒暖失宜，以及闻及不良气味等因素，皆可诱发呕吐，或使呕吐加重。常伴有恶心厌食，胸脘痞闷不舒，吞酸嘈杂等症。呕吐多偶然发生，也有反复发作者。

【病因病机】

呕吐的发生与外邪犯胃、饮食不节、情志失调、脾胃虚弱有关。呕吐的基本病机是胃失和降，胃气上逆。

1. 外邪犯胃 感受六淫，或秽浊之气，侵犯胃腑，胃失和降，水谷随气上逆，发生呕吐。

2. 饮食不节 饥饱无常，饮食不洁或过食生冷油腻之物，皆可损伤脾胃，致食停不化，胃气不降，上逆而为呕吐。

3. 情志失调 恼怒伤肝，肝失条达，横逆犯胃，胃气上逆；忧思伤脾，脾失健运，食停难消，胃失和降，均可发生呕吐。

4. 体虚劳倦 劳倦过度，耗伤中气，或久病中阳不振，胃虚不能受纳水谷，脾虚不能化生精微，以致停积胃中，上逆成呕。若素体脾阳不振，不能腐熟水谷，寒浊内生，气逆而呕；亦可因胃阴不足，失其润降，而致呕吐。

二、护理评估

【现病史及诊断评估】

注意呕吐发生的时间、呕吐胃内容物的性质和量，以往有无同样发作史，与进食、饮酒、药物、精神刺激的关系。有无恶心、腹痛、腹泻与便秘，头晕、眩晕等症状。可参考表10–1进行初步评估筛查。

表10–1 与呕吐相关疾病鉴别

相关疾病	临床表现	呕吐特点
急性胃炎	有饮食不当史，出现上腹胀满、疼痛、嗳气、恶心、呕吐	呕吐物为大量胃内容物，有腐臭味，吐后舒服
幽门梗阻	有慢性胃病史（如消化性溃疡），呕吐于进食后数小时内发生	呕吐物量较多，有隔日宿食，检查上腹部饱满，有振水音
肝炎	食欲不振、恶心、呕吐、乏力、肝区痛、有或无黄疸、肝大	
消化性溃疡	周期性、节律性上腹痛，冬、秋季节好发，与饮食有关，反酸、胃灼热、嗳气、恶心、呕吐	
十二指肠梗阻	有十二指肠溃疡病史特别是多发性溃疡，或有结核病中毒症状（低热、盗汗、消瘦），恶心、呕吐	呕吐物含有胆汁
高血压脑病、脑出血	有高血压病史，起病急，血压突然急剧上升，剧烈头痛、头晕，呕吐与进食无关，烦躁、抽搐、失语、视力障碍、偏瘫，甚至昏迷	呕吐呈喷射状
椎基底动脉供血不足	中老年人，发作时眩晕，恶心、呕吐伴有头痛，视觉、感觉及运动障碍	
脑瘤	慢性起病，逐渐加重的头痛，头痛部位较固定	呕吐多与饮食无关，呈喷射性，伴有视力逐渐减退
糖尿病酮症酸中毒	有糖尿病史，近期出现感染、手术创伤或停用胰岛素等情况，恶心、呕吐、厌食、脱水、呼吸加深加速甚至昏迷	
甲状腺危象	有甲亢史，高热、心动过速、恶心、呕吐、腹泻、烦躁、大汗	

【病因 / 诱因评估】

导致呕吐的原因很多，多由饮食、气味、情志、冷热等因素而诱发，或由服用化学药物、误食毒物所致。可参考表 10–2 评估患者是否具有呕吐相关因素便于查找对应病因，指导对症护理。

表 10–2　与呕吐相关疾病病因鉴别诊断

相关疾病	呕吐诱发因素	呕吐特点
妊娠呕吐	健康、育龄期孕妇，有停经史	常发生于清晨
神经性呕吐	呕吐发作与精神刺激、情绪变化密切相关，嗅到不愉快的气味或看到厌食的食物而引起呕吐	在进食后立即发生呕吐，常不伴有恶心，呕吐量少，吐完后可进食
药物性呕吐	服用某些药物后，如磺胺类药、抗癌药、雌激素、洋地黄等，恶心、呕吐	停药后呕吐停止
胃源性呕吐	常与进食、饮酒、服用药物等有关，常伴有恶心	呕吐后感到轻松
食物中毒、急性中毒等呕吐	食用某种食物后出现呕吐	吐泻交替
前庭功能障碍呕吐	常发生在头部位置改变时	
晕动病	与乘车和乘船有关	

【症状评估】

以呕吐食物、痰涎、水液诸物为主要表现，需加以区别，可参考表 10–3 辨别。

表 10–3　呕吐症状鉴别表

相关疾病	呕吐物特点
小肠低位梗阻、麻痹性肠梗阻	呕吐物带有粪臭味
霍乱、副霍乱	呕吐物为米泔水样
有机磷中毒或进食大蒜	常带有大蒜味
十二指肠溃疡活动期呕吐	大量酸性胃液
上消化道出血时	呕吐物呈咖啡色

【心理社会评估】

剧烈而频繁的呕吐，会导致机体营养不良，水电解质紊乱，酸碱平衡失调，应早期了解患者心理状态。应特别注意对精神心理、睡眠状态和社会支持情况的评估，分析判断心理异常和呕吐的因果关系。

三、辨证分型

【辨证要点】

1. 辨虚实 主要根据病因、起病、病程、呕吐的量及呕吐物特点、兼症、脉象等进行辨证。若由感受外邪，饮食停滞所致，发病较急，病程较短，呕吐量多，呕吐物多有酸臭味，多为实证；若因内伤，有气虚、阴虚之别，发病缓慢，病程较长，时作时止，呕吐物不多，酸臭不甚，常伴精神萎靡、倦怠乏力、脉弱无力等症，多为虚证。

2. 辨呕吐物 主要根据呕吐物的气味、性状来反映病变的寒热虚实、病变脏腑等。如酸腐难闻，多为食积内腐；黄水味苦，多为胆热犯胃；酸水绿水，多因肝气犯胃；痰浊涎沫，多因痰饮中阻；泛吐清水，多属胃中虚寒，或有虫积；黏沫量少，多属胃阴不足。

【证候分型】

1. 外邪犯胃 突然呕吐，伴有恶寒发热，头身疼痛，胸脘满闷，舌苔白腻，脉濡缓。

2. 饮食停滞 呕吐酸腐，脘腹胀满拒按，嗳气厌食，得食更甚，吐后反快，大便或溏或结，气味臭秽，舌苔厚腻，脉滑实。

3. 痰饮内停 呕吐清水痰涎，胸脘满闷，不思饮食，头眩心悸，舌苔白腻，脉滑。

4. 肝气犯胃 呕吐吞酸，嗳气频作，胸胁胀满，每因情志不遂而加重，舌边红，苔薄腻，脉弦。

5. 脾胃虚寒 饮食稍有不慎即易呕吐，时作时止，胃纳不佳，脘腹痞闷，口淡不渴，面色少华，倦怠乏力，大便溏薄，舌质淡，苔薄白，脉濡弱。

6. 胃阴不足 呕吐反复发作，时作干呕，呕量不多，或仅吐唾涎沫，口燥咽干，胃中嘈杂，似饥而不欲食，舌红少津，脉细数。

四、护理措施

【一般护理】

（一）病情观察

1. 观察呕吐物的量、色、质、气味、次数、皮肤弹性、光泽及口干情况，尿量及有无失水和亡阴亡阳征象。

2. 密切观察呕吐发生的诱因、次数、时间、发作规律及与饮食的关系。

（二）病室环境

应保持病室环境舒适整洁，通风良好，及时清理呕吐物及被呕吐物污染的衣被。

（三）心理护理

多安慰疏导患者，消除其紧张、恐惧情绪，以保持情志调和。同时营造轻松和谐的气氛，令患者听轻缓音乐、读书报以调畅情志。

【临症施护】

1. 应密切观察病情变化，如神志、面色、寒热、血压、脉象等，并做好记录。

2. 若患者出现呕吐呈喷射状，伴有剧烈头痛，呼吸深快，烦躁不安，嗜睡，应立即将头偏向一侧，及时清理分泌物，防止误吸，通知医生，吸氧，开通静脉通路，严密观察生命体征、瞳孔变化，做好护理记录。

3. 若呕吐物为鲜红、咖啡色，并伴有便血，应做好病情观察及相应抢救准备。

4. 若呕吐见粪臭样物，伴腹痛拒按，大便不通无矢气，为腑气不通，留取呕吐物送检，指导患者禁食，遵医嘱给予胃肠减压，中药灌肠等。

5. 保持病室环境舒适整洁，通风良好，及时清理呕吐物及被呕吐物污染的衣被。患者应卧床休息，尽量少搬动或打扰患者，避免因体位改变而诱发呕吐。呕吐时宜采取坐位、半卧或侧卧位，意识不清者取仰卧位、头偏向一侧，并轻拍其背部。吐毕给予温开水漱口，保持口腔清洁。

6. 呕吐严重者暂时禁食，症状好转后，首先给予流质或半流质饮食，逐渐恢复为软饭、普食。

7. 外邪犯胃或脾胃虚寒呕吐频作者，注意保暖，避风寒，病室宜温暖向阳。可用鲜姜红糖汤适量热服，或予脘腹部热敷、按摩，或按压内关、合谷、中脘，或艾灸中脘、足三里、脾俞等穴，以温中散寒止呕。

8. 呕吐过后可为患者行腹部按摩（用掌心自上而下按摩），以缓解胃脘部的紧张不适。

9. 饮食停滞者，呕吐时不宜止吐，鼓励患者尽量将胃中积食吐出，欲吐不得吐者可涌吐宿食（饮适量淡盐水，然后用压舌板或棉签探喉取吐）。

【健康指导】

（一）生活起居护理

1. 养成良好的饮食习惯，注意饮食卫生。起居有时，顺应季节变化，所谓“虚邪贼风，避之有时”。冬春之季，须防寒保暖，尤其应注意胃脘部的保暖。

2. 久病体弱者，应卧床休息，劳逸适度。

3. 调摄精神，保持心情舒畅，避免情志刺激而诱发呕吐。

4. 呕吐期间应适当休息，尽快恢复体力，慎起居，适寒温。饮食宜清淡、易消化、富营养，避免暴饮暴食，饥饱无度，生冷不忌，恣食厚味；忌食生冷辛辣香燥之品、腥秽之物。遵医嘱用药。

（二）给药护理

1. 中药汤剂要浓煎，少量频服为宜。外邪犯胃者配以生姜止呕。

2. 应避免使用油脂多或有腥臭气味的药物，如桃仁、瓜蒌仁等，可选用刺激性气味小的药物。

3. 呕吐频繁者，服药前后可在舌面上滴 2 ～ 3 滴姜汁，亦可在药液中加姜汁 3 ～ 5 滴；或可服玉枢丹 0.3g，以降逆止呕。

4. 呕吐量多可导致津伤，应注意及时补充液体，必要时遵医嘱静脉补液。

（三）饮食护理

一般饮食原则，呕吐严重者暂予禁食，症状好转后，首先给予流质或半流质饮食，逐渐恢复为软饭、普食。呕吐期宜进软烂、易消化的素食，缓解期可增加少油的荤菜，少量多餐，切忌饱食。忌食刺激性的食物，如葱、蒜、酒等，以及肥甘、滋腻、海腥之品。进食前可用生姜擦舌或姜汁滴舌，以降逆止呕。常用食疗方有以下几类。

1. 外邪犯胃　藿香粥。取藿香 15g、粳米 100g，藿香洗净，加水煎 5 分钟，弃渣取汁待用，再将粳米洗净，加水适量，置武火上烧沸，再用文火熬煮，待粥熟时，加入藿香汁，再煮一二沸即可食用，以解表和胃止呕（《医余录》）。

2. 饮食停滞　焦三仙粥。取焦神曲、焦麦芽、焦山楂各 10 ～ 15g，粳米 50g，砂糖适量，将神曲、麦芽、山楂入砂锅煎取浓汁，去渣，加粳米、砂糖煮粥，两餐间服食，以健脾消食（《粥谱》）。

3. 痰饮内停　复方薤白粥。取薤白 10g、陈皮 15g、生姜 3 片、粳米 100g，将薤白、陈皮洗净，煎药取汁，去渣，加入粳米、生姜同煮为粥，温热服用，以温中通阳、行气导滞。

4. 肝气犯胃　可用佛手片或陈皮煎汤代茶饮。

5. 脾胃虚寒　羊肉羹。取羊肉 250g、胡萝卜 1 个、草果 3g、陈皮 3g、荜茇 3g、胡椒粉 3g、葱白 3 根、盐适量。将草果等调料用纱布包扎，羊肉洗净切块，萝卜切片，后将羊肉、胡萝卜、调料入锅，加水同煮至肉熟时，入葱、盐而成，以温胃散寒（《饮膳正要》）。

6. 胃阴不足　饮食以清淡甘凉、细软多汁为主，少食多餐，如绿豆汤、莲子汤、荸荠汤、藕粉、梨汁、西瓜、甘蔗、蜂蜜等；或分别用鲜芦根、麦冬、玄参等煎汤代茶饮；可多食西瓜、丝瓜。禁忌辛辣、香燥之品，以免助热生火，损伤阴津。对便秘患者，宜多食富含粗纤维的新鲜蔬菜，如菠菜、芹菜等。

五、中医特色护理技术

（一）穴位贴敷

选取中脘、足三里、内关、膈俞、脾俞、胃俞等穴。根据辨证选取适宜中药粉末，用蒸馏水、黄酒、蜂蜜等不同介质调成糊状，根据敷药面积，取大小合适的棉纸或薄胶纸，用压舌板将调好的药物均匀地涂抹于棉纸上或薄胶纸上，厚薄适中。将药物敷贴于穴位上，做好固定。本法适用于各证型，依据证型辨证用药，脾胃虚寒者，可在敷药后，热敷或艾灸。

（二）穴位按摩

选取内关、膈俞、脾俞、胃俞等穴，推拿宜在饭后1～2小时进行。每个穴位施术1～2分钟，以局部穴位透热为度。本法适用于外邪犯胃、饮食停滞、痰饮内停、肝气犯胃等证型。

（三）穴位注射

选取足三里或内关穴进行穴位注射。本法适用于各种证型。

（四）耳穴贴压

选取脾、胃、交感、神门、贲门等穴，本法适用于各种证型。

（五）艾灸

选取中脘、内关、足三里等穴，脾胃虚寒者宜取隐白、脾俞。

六、案例分析

【病例资料】

黄某，男，49岁。患者3天前因受凉后出现持续性腹胀痛，以上腹为著，得温或按压后稍可缓解，不欲饮食，食入即吐，吐后转舒，呕吐物为黄绿色胃内容物，非喷射性呕吐，量约5mL左右，频繁嗳气，无发热，无黑便，收入病房。

既往史：患者自述婴儿时期行胆囊切除术，具体原因不明，30年前再次行残余胆囊切除术，具体不详。10年前于某医院诊断为急性胰腺炎，治疗后出院，此后每进食过多或进食生冷均有腹胀、呕吐等不适，吐后转舒。3年前于某医院诊断为反流性食管炎及浅表性胃炎，未予系统治疗。否认有高血压病、心脏病、糖尿病等慢性病病史。否认有肝炎、结核等传染病病史。否认有重大外伤史。否认有地方病及职业病病史。否认输血史。否认有药物及食物过敏史。

【护理评估】

患者3天前因受凉后出现持续腹部胀痛，以上腹为著，得温或按压后稍可缓解，不欲饮食，食入即吐，吐后转舒，呕吐物为黄绿色胃内容物，非喷射性呕吐，量约5mL左右，今恶心，未叶，未进食，不思饮食，腹部喜温喜按，口干苦，平素时有反酸及咽部异物感，眠可，小便可，大便今日未解，无排气，平素大便可，1次/日，无黑便或黏液脓血便。患者自诉自患病来体重减轻。询问病史，自诉伴有小腹抽痛，发凉，周身倦怠无力，大便偏溏，小便正常，呕吐物为胃内容物，量中等。评估患者腹部疼痛，应用视觉模拟评分为5分。

【护理措施】

1. 护士应观察呕吐物的量、色、质、气味、次数、皮肤弹性、光泽及口干情况，尿量及有无失水和亡阴亡阳征象，并做好记录。

2. 指导患者卧床休息，腹部保暖，暂禁食。

3. 保持病室环境舒适整洁，通风良好，及时清理呕吐物及被呕吐物污染的衣被。

4. 呕吐时宜取坐位、半卧或侧卧位，吐毕给予温开水漱口，保持口腔清洁。

5. 多安慰疏导患者，消除其紧张、恐惧情绪，以保持情志调和，营造轻松和谐气氛，令患者听轻缓音乐、读书报以调畅情志。

6. 遵医嘱给予中药灌肠，观察灌肠后排便颜色、性质、量。

7. 指导患者穴位按摩内关、合谷、中脘等穴，每日两次。

8. 遵医嘱艾灸中脘、足三里、脾俞等穴，每日 1 次。

9. 遵医嘱耳穴贴压脾、胃、大肠、交感、神门、内分泌等穴位，每日按压 3 次，每周更换两次。

10. 穴位贴敷神阙穴，每日 1 次，每次 4 小时。

【护理转归】

患者住院 7 日后，呕吐症状消失，10 日后大便日行 1 ～ 2 次，为成形软便，腹部胀痛消失，视觉模拟评分为 0 分。

第十一章 腹胀

学习目标

识记

1. 腹胀的定义。
2. 腹胀的临床表现。

理解

1. 腹胀常见的病因病机。
2. 腹胀的评估要点。

应用

结合临床情境，做出腹胀正确的护理评估，采用合理的中医护理措施和特色护理技术。

一、概述

【定义】

腹胀是常见的临床症状，系指腹部肿胀（膨胀）的主观感觉；也可指腹腔充满腹压或腹壁张力增加，或过多气体的感觉；可以发生在部分腹部或全腹，常有腹部隆起。像很多其他腹部症状一样，腹胀可能是异质性的症状，由不同的病理生理学机制联合产生，不同患者的情况有所不同。

【临床表现】

（一）一般临床特征

腹部膨隆，可为弥漫性或局限性，可伴或不伴随主观腹胀的感觉。主要表现为嗳气吐酸，胃中嘈杂不舒，恶心呕吐、不思饮食，便秘、便溏，身重，乏力等。

（二）伴随腹胀的临床情况

1. 便秘　便秘患者的腹胀发生率很高，在某些研究中高达 80%。

2. 腹泻　既有腹胀又有腹泻的患者应当进行评估以发现是否有乳糖或乳果糖耐受不良。更需注意的是，腹胀是器质性腹泻及其他类型腹泻的一个常见的临床特征。

3. 肠易激综合征　约 60% 的肠易激综合征患者认为腹胀是他们最苦恼的腹部不适，甚至超过腹痛。

4. 消化不良 腹胀是构成功能性消化不良整体症状所必需的症状之一，相当比例的消化不良患者（54% ~ 57%）叙述他们经常有“被充气”的感觉。消化不良的腹胀常位于上腹部，也可能是弥漫的。腹胀倾向被进餐所促发，一些患者可能需控制进食以预防腹胀发生。

5. 进食障碍疾病和肥胖症 腹胀是进食障碍疾病，如贪食和食欲缺乏常见的临床特征，也可与肥胖有关。

6. 肠胃气胀 一些患者诉有过量的和有气味的气体排泄，可能与气体吞咽有关，理论上也与气体吸收损伤甚至自血液扩散有关。但是，过量的和有气味的气体排泄两者都依赖未消化的底物经结肠微生物群的发酵作用。

7. 器质性疾病 由沙门菌和其他致肠病的感染引起的急性腹泻性疾病可能伴有严重腹胀。小肠吸收不良综合征，主要是乳糜泻和其他小肠黏膜性肠病可产生显著的腹胀，由心力衰竭或肠系膜功能不全引起的急性或亚急性肠道缺血是临床上出现腹胀的一个重要原因，腹胀也可是腹水患者的主诉。罕见情况下，发作性腹胀、腹痛和腹部膨隆可能是累及肠道的血管性水肿的一个特征。

【病因病机】

因多食冷饮或衣被过薄，感受寒邪，寒邪直中脾胃，脾阳不振，不能温化水湿，水谷精微物质不能输布，壅积于中焦而成腹胀。饮食不洁、饥饱无度，或营养不良，均会损伤脾胃，使脾失健运，升降失节，气滞不能正常运行而致脘腹胀满。所欲不遂，情志不舒畅，肝气因而郁结，气机失调，可致气急腹胀。外感湿热之邪，壅滞于中焦，气机郁阻，使脾胃升降功能失调，以致胸闷腹胀。

二、护理评估

【现病史评估】

腹胀不仅表现为腹部肿胀（膨胀）的主观感觉；也可表现为腹腔充满腹压或腹壁张力增加，或过多气体的感觉。故应详细询问病史，了解伴随腹胀的临床情况：有无便秘、腹泻、肠易激综合征、消化不良、进食障碍疾病、肥胖症、肠胃气胀、器质性疾病等。询问家族史。

【病因 / 诱因评估】

1. 腹胀像大多数功能性胃肠症状一样，女性较男性多见。腹胀可能局限于上腹部（有时伴随消化不良症状）或下腹部，作为肠易激综合征或相关综合征的一部分，很多患者叙述全腹腹胀。

2. 腹胀可能与食物摄入有关。高达 82% 的腹胀患者在餐后出现腹胀或腹胀加重。高纤维补充剂可加重腹胀，乳制品常引起腹胀，脂肪食物和含二氧化碳的饮料也常可引起腹胀。

3. 昼夜节律的变更是腹胀的共同特征。大多数患者，在日常的活动期间腹胀进行性地发展和在夜间休息后倾向减轻或消失。

4. 腹胀是最常见的月经期前或月经期症状之一，高达40%的妇女腹胀在月经期前或月经期间加重。

【心理社会评估】

焦虑或其他精神病史可增加吞气症或功能性胃肠疾病的可能性。应早期了解患者心理状态。应特别注意对精神心理、睡眠状态和社会支持情况的评估，分析判断心理异常和腹胀的因果关系。使患者充分认识到良好的心理状态和睡眠对缓解腹胀症状的重要性。存在严重精神心理异常的患者应转至精神心理科接受专科治疗。

三、辨证分型

【辨证要点】

形成腹胀的原因很多，其表现形式及伴随症状也多种多样。

【证候分型】

（一）实证

1. 外感时邪 腹胀、腹痛急迫，得温后，腹胀、腹痛减轻，可伴小便清利，大便可溏薄。

2. 食积停滞 饮食积滞：腹部胀满，恶心呕吐，伴大便不通，治以消食行气、泻下为主。食积气滞：腹部胀满，恶心呕吐。

3. 肝气犯胃 脘腹胀满，两胁及胃脘胀痛，精神抑郁，饮食无味，或因情志不舒而加重。

4. 湿阻脾胃 腹胀，食少，便溏，呕吐，身重，乏力等。

5. 气血瘀阻 脘腹胀闷痛，攻窜不定，得嗳气或矢气则胀痛减轻，遇恼怒则加剧。日久则胀痛加剧不移。

（二）虚证

1. 脾胃虚寒 腹胀时作时止，喜热怕冷，痛时喜按，休息后可减轻，伴神疲、气短等。

2. 脾胃气虚 消化不良，脘腹饱胀，不思饮食，倦怠无力，大便稀溏。

四、护理措施

【一般护理】

1. 观察腹胀的部位、程度、持续时间、伴随症状、诱发因素、发作的规律、排便情况及患者的心理反应。

2. 保持病室整洁、空气清新。

3. 协助患者采取舒适体位。腹胀为虚证者可指导患者取俯卧位。

【临症施护】

1. 病情较轻者鼓励其多下床活动，可每日散步 30 分钟，或打太极拳等。病情较重者指导其在床上进行翻身、四肢活动等主动运动，或予四肢被动运动，每日顺时针按摩腹部 10 ～ 20 分钟。

2. 避免腹胀发作的诱因，如饮食过饱等。

3. 腹胀难消时，可以使用薄荷油涂抹肚脐周围的部位，或顺时针按摩腹部，来消除腹部的胀气。必要时遵医嘱予肛管排气或补充电解质等方法减轻腹胀。

4. 每天早上空腹和睡前各喝一杯高丽菜汁或芦荟汁，可帮助消化，或服用薄荷茶、柑橘茶来缓和肠胃胀气。

5. 向患者家属讲解腹胀的诱因和预防措施。

6. 保持大便通畅，积极防治便秘。

【健康指导】

（一）生活起居护理

1. 培养健康的生活方式，生活起居有规律，劳逸适度。

2. 要注意胃部保暖，适时添加衣服，夜晚睡觉盖好被褥，以防腹部着凉。

（二）给药护理

1. 中药与西药的服药时间应间隔 1 ～ 2 小时。

2. 中药汤剂宜温服，少量频服。中药汤剂宜浓煎。清晨或睡前空腹温服。

（三）饮食护理

1. 养成良好的饮食习惯，规律饮食，细嚼慢咽。改变狼吞虎咽进食或边走边吃等不良习惯，尽量少用吸管喝饮料。

2. 根据食滞轻重控制饮食，避免进食过饱。饮食宜清淡易消化，忌肥甘厚味，甜腻之品。正餐进食量不足时，可安排少量多餐，避免餐前和进食时多饮水，少食高纤维、易产气食物，如土豆、芋头、面食、豆类，以及卷心菜、花菜、洋葱等蔬菜。忌食不易消化的食物，如炒豆子、硬煎饼等。多吃生木瓜或菠萝及粗纤维之品，睡前喝些酸奶，定期食用泡菜等天然发酵的食品，有利于消化，减轻腹胀。

3. 常用的食疗药膳方有以下几类。

（1）食滞不消者可食用普洱茶粥，先将普洱茶块 12g 加清水煮取茶汁，然后将茶汁与大米同放锅内煮粥。早饭服用。

（2）脾胃虚弱者可食用胡萝卜汤，将胡萝卜块 100g 加水煮至熟烂，加入适量红糖，煮沸后，佐餐食用。

（3）脾胃虚寒气滞者可食用姜苏粥，将鲜紫苏叶 30g、生姜 15g、槟榔 10g 一同放入砂锅内加水煎汁，中火煎煮 40 分钟后取药汁，与大米 100g 一同煮粥，粥熟后加食盐调味即可。早饭服用。

（四）运动护理

1. 每天坚持 1 小时左右的适量运动，饭后散步 30 分钟以上，可减轻腹胀。

2. 注意锻炼身体，如打太极拳、做八段锦或五禽戏等。严禁剧烈运动。

（五）情志护理

1. 护理人员与患者有效沟通，主动介绍疾病知识，使患者了解引起腹胀的原因，积极开导，帮助患者克服焦躁、忧虑、悲伤、沮丧、抑郁等不良情绪，使其保持情绪稳定，心情舒畅，改善其治疗依从性。

2. 病友间多沟通交流防治疾病的经验，指导患者学会自我排解烦恼及忧愁，采取暗示疗法、认知疗法、说理开导、顺情解郁、移情易性等方法对患者进行情志护理，帮助患者建立积极的情志状态。

3. 采用五音疗法，帮助患者抒发情感，缓解紧张焦虑的心态，达到调理气血阴阳的作用。

4. 鼓励家属多陪伴患者，亲朋好友给予患者情感支持，增强其治疗疾病的信心。

五、中医特色护理技术

（一）穴位贴敷

1. 根据患者的辨证分型，遵医嘱选用消胀中药，研磨成粉剂，用适当的调和剂调和为糊状，贴于相应的穴位上。每日 1 次。每次贴敷 4 ～ 6 小时。

（1）食积停滞证：中药常用肉桂、沉香、莱菔子等。常用穴位是天枢、中脘、胃俞、神阙等。

（2）肝气犯胃证：中药常用青皮、香附、柴胡、肉桂、沉香等。常用穴位是肝俞、胃俞、中脘、神阙等。

（3）湿阻脾胃证：中药常用泽泻、茯苓、沉香、肉桂、莱菔子等。常用穴位是脾俞、胃俞、中脘等。

（4）气血瘀阻证：中药常用桃仁、红花、沉香、肉桂等。常用穴位是膈俞、膻中、血海、三阴交等。

（5）脾胃虚寒证：中药常用干姜、沉香、肉桂等。常用穴位是气海、关元、中脘、神阙等。

（6）脾胃气虚证：中药常用苍术、党参、茯苓、肉桂等。常用穴位是气海、关元、脾俞、胃俞等。

2. 禁忌证：对中药过敏者；严重皮肤病；局部皮肤破溃处；术后刀口处；孕妇腰骶。空腹或者餐后不宜马上敷神阙穴。

3. 注意事项：贴敷穴位时，所取中药膏的量要适中。用药后如出现红疹、瘙痒、水疱等现象，应及时通知医生，配合处理。贴敷处有烧灼或针刺样剧痛，患者无法忍受，可提前揭去药物。

（二）艾灸

1. 采用点燃的艾条悬于选定的穴位之上，通过艾的温热和药力作用刺激穴位，达到温经散寒、扶阳固脱、消瘀散结、防治疾病的目的。每日 1 次。每次 10 ～ 30 分钟。

（1）湿阻脾胃证：常用穴位是神阙、脾俞、胃俞、足三里、中脘等。

（2）气血瘀阻证：常用穴位是足三里、膻中、膈俞、血海等。

（3）脾胃虚寒证：常用穴位是脾俞、胃俞、神阙等。

（4）脾胃气虚证：常用穴位是足三里、气海、关元、神阙等。

2. 禁忌证：大血管处、孕妇腹部和腰骶部、有出血倾向者不宜施灸。

3. 注意事项：一般情况下，施灸顺序自上而下，先头身，后四肢。防止艾灰脱落烧伤皮肤或衣物。注意皮肤情况，对合并糖尿病、肢体感觉障碍的患者，需谨慎控制施灸强度，防止烧伤。施灸后，局部出现小水疱，无须处理，自行吸收。如水疱较大，用无菌注射器抽出泡液，并以无菌纱布覆盖。

（三）耳穴贴压

1. 根据患者辨证分型，选取相应的耳穴，以疏通经络，调整脏腑气血功能，改善腹胀症状。消毒后用胶布将王不留行籽固定于耳穴上，每日按压 3 次，每次 5 分钟，5 次为 1 个疗程，隔日 1 次，一般治疗两个疗程。

（1）食积停滞证：常取脾、胃、三焦、大肠、小肠等穴。

（2）肝气犯胃证：常取肝、三焦、脾、胃等穴。

（3）湿阻脾胃证：常取三焦、脾、肺、肾、胃等穴。

（4）气血瘀阻证：常取肝、胃、大肠、小肠、膈、心等穴。

（5）脾胃虚寒证：常取脾、肾、胃、三焦、皮质下等穴。

（6）脾胃气虚证：常取脾、胃、肺、三焦等穴。

2. 禁忌证：耳郭局部有炎症、冻疮或表面皮肤有溃破者，有习惯性流产史的孕妇不宜施行。

3. 注意事项：耳穴贴压每次选择一侧耳穴，双侧耳穴轮流使用。观察患者耳部皮肤情况，留置期间应防止胶布脱落或污染；对普通胶布过敏者改用脱敏胶布。

患者侧卧位耳部感觉不适时，可适当调整。

（四）推拿

1. 对于食积停滞的患者可给予推拿疗法。取穴：中脘、天枢、足三里、脾俞、胃俞、大肠俞等穴。手法：摩法、推法、按法、揉法。患者仰卧位，术者用摩法或揉法在腹部沿升结肠、横结肠、降结肠顺序按摩 3 分钟，并在腹部做环形按摩法 3 分钟；按中脘、天枢及双侧足三里约 3 分钟。患者俯卧位，按两侧脾俞、胃俞、大肠俞，用掌推法沿腰际两侧轻轻操作两分钟。

2. 禁忌证：皮肤破损，或患有疖肿等皮肤病，不可使用本疗法。伴有高热、心脏病或有出血倾向者慎用。

3. 注意事项：一般在空腹时进行，饭后不宜立即推拿，需休息两小时后再进行。施术时室内温度要适中，手法宜轻柔。

六、案例分析

【病例资料】

患者李某，女性，58岁，自诉脘腹胀满，恶心欲吐，饮食无味，大便夹有不消化食物，气味腐臭。舌红苔白腻，脉弦滑。

【护理评估】

询问病史：患者脘腹胀满1周，感觉腹部有过多气体，伴随消化不良的症状。否认家族遗传病史。社会心理状况良好。查看患者各种检查化验单，排除器质性疾病。

【护理措施】

1. 养成良好的饮食习惯，进餐时应保持轻松的心情，不要仓促进食，饭前饭后不要大量饮用液体。
2. 饮食宜清淡易消化，忌肥甘厚味，甜腻之品。少量多餐，少食高纤维、易产气食物，可食用普洱茶粥帮助消食导滞。
3. 每天坚持1小时左右的适量运动，饭后散步30分钟以上，可减轻腹胀。
4. 每天用摩法或揉法在腹部沿升结肠、横结肠、降结肠顺序按摩3分钟，并在腹部做环形按摩法3分钟。
5. 遵医嘱给予神阙穴穴位贴敷。

【护理转归】

患者于住院第5日，腹胀缓解，大便调。

拓展学习

中医古籍《万病回春》一书中介绍了小儿腹胀的原因、治疗方药，那么小儿伤食腹胀护理应注意什么？

第十二章 泄泻

学习目标

识记

1. 泄泻的定义。
2. 泄泻的临床表现。

理解

1. 泄泻常见的病因病机。
2. 暴泻与久泄的临床特点。
3. 泄泻的评估要点。

应用

结合临床情境，做出泄泻正确的中医护理评估，采用合理的中医护理措施和特色护理技术。

一、概述

【定义】

泄泻是以排便次数增多，粪便稀溏，甚至泻出如水样的病症。本症夏秋两季多见，儿童发病率较高。泄泻多由饮食、起居、情志失常等因素所致脾胃运化失调，大肠传导失司，湿邪内盛。

【临床表现】

泄泻以大便清稀为临床特征，或大便次数增多，粪质清稀；或便次不多，但粪质清稀，甚至如水状；或大便清薄，完谷不化，便中无脓血。泄泻之量或多或少，泄泻之势或缓或急，常兼有脘腹不适，腹胀腹痛肠鸣，食少纳呆，小便不利等症状。其起病或缓或急，常有反复发作史，常由外感寒热湿邪，内伤饮食情志、劳倦，脏腑功能失调等诱发或加重。

【病因病机】

泄泻的致病原因是多方面的，其病变主脏在脾，病理因素主要是湿。脾虚湿盛是导致泄泻发生的关键所在。急性暴泻以湿盛为主，多因湿盛伤脾，或食滞盛湿，壅滞中焦，脾不能运，脾胃不和，水谷精浊不分所致，病属实证。慢性久泻以脾虚为主，水谷不化精微，湿浊内生，混杂而下，发生泄泻。如肝气乘脾或肾阳虚衰所引起的泄泻，也多在脾虚的基础上产生，病属虚证或虚实夹杂证。《景岳全书·泄泻》谓："泄泻之本，无不由于脾胃。"由此可知，暴泻以湿盛为主，因湿盛而致脾病；久泄以脾虚为主。而湿盛与脾虚又往往相互影响，湿浊困脾或因脾虚而生湿浊，互为因果，故迁延日久，可以从实转虚；久泻复因外感、饮食所伤，亦可引起急性发作，表现虚中夹实的证候。

二、护理评估

【现病史及诊断评估】

泄泻具有大便次数增多、粪质稀薄，甚至泻出如水样的临床特征。其中以粪质清稀为必备条件。泄泻常兼有脘腹不适、腹胀腹痛肠鸣、食少纳呆、小便不利等症状。其起病或缓或急，常有反复发作史，常因外感寒热湿邪，内伤饮食情志、劳倦，脏腑功能失调等诱发或加重。大便常规、大便细菌培养、结肠X线及肠镜等检查有助于诊断和鉴别诊断。

【病因/诱因评估】

泄泻之作，多责之于脾胃与大小肠病变，肝胆、胰病亦可导致。脾虚、湿胜为泄泻之主要病机，临床有寒热虚实之辨。外感寒湿暑热及疫毒之邪阻滞中焦，脾胃运化失常；饮食不当，宿食内停，或过食肥甘，过食生冷，或误食不洁之物，损伤脾胃，肠道传导失职；情志影响，忧思恼怒，精神紧张，以致肝气郁结，横逆犯脾，导致运化失常；劳倦内伤，久病影响脾肾，或脾胃虚弱，不能化湿行浊；素体阳虚，或久病重病体虚，或年老体衰，阳气不足，以致脾肾阳虚，命火失煦，湿浊不化，皆可成为泄泻。因此通过评估患者是否具有泄泻相关因素便于查找对应病因，指导对症护理。

【症状评估】

根据泄泻和相关症状轻重及其对生活影响的程度分为轻度、中度、重度。轻度指症状较轻，不影响日常生活，通过整体调整、短时间用药即可恢复正常排便。重度指泄泻症状重且持续，严重影响工作、生活，需用药物治疗，不能停药或药物治疗无效。中度则介于轻度和重度之间。小儿泄泻的轻重程度可参照2015年版《中药新药临床研究指导原则》，小儿泄泻症状分级量化表（表12–1）进行评估。

表12–1 小儿泄泻症状分级量化表

症状	轻	中	重
大便次数	超过平日1～2次	超过平日3～5次	超过平日6次以上
粪便性状	糊状或水样，酸臭或如败卵；或色淡，臭气轻，多泡沫	大便黏液，色褐而臭	大便溏稀，泻下完谷不化

续表

症状	轻	中	重
腹泻病程	腹泻 7 天以内	时泻时止，或食后作泻 2 周以内	久泄不止，或食入即泻 2 周以上
腹痛	偶有腹痛	腹痛较频	腹痛频繁，伴肠鸣、腹胀
呕吐	每日呕吐 1 ～ 2 次	每日呕吐 3 ～ 4 次	每日呕吐 5 次以上
精神	精神不振	哭闹不安	精神萎靡
口渴	口微渴	口渴喜饮	口渴，饮入即吐
饮食	食量减少 1/3 ～ 1/2	食量减少 1/2 ～ 2/3	食量减少 2/3 以上
小便	尿量减少 1/3 ～ 1/2	尿量减少 1/2 ～ 2/3	尿量减少 2/4 以上
面色	少华	萎黄	面目虚浮
肛门	微红	灼热发痛	脱肛

【心理社会评估】

泄泻患者常伴睡眠障碍、焦虑抑郁情绪，应早期了解患者心理状态。应特别注意对精神心理、睡眠状态和社会支持情况的评估，分析判断心理异常和泄泻的因果关系，使患者充分认识到良好的心理状态和睡眠对缓解泄泻症状的重要性。存在严重精神心理异常的患者应转至精神心理科接受专科治疗。

三、辨证分型

【辨证要点】

形成泄泻的原因很多，其表现形式也多种多样，但其证候表现不外暴久两端，因此首先要评估泄泻的暴久。

【证候分型】

（一）暴泻

1. 寒湿困脾　泻下清稀，甚至如水样，腹痛肠鸣，脘闷食少，兼有外感者可见恶寒发热，鼻塞头痛，肢体酸痛，苔薄白或白腻，脉濡缓。

2. 肠道湿热　腹痛即泻，泻下急迫，粪色黄褐而臭，肛门灼热，可伴有烦热口渴，小便短赤，舌质红，苔黄腻，脉濡数或滑数。

3. 食滞胃肠　腹痛肠鸣，泻下粪便臭如败卵，泻后痛减，夹有不消化之物，腹胀满，嗳腐酸臭，不思饮食，舌苔垢浊或厚腻，脉滑。

（二）久泻

1. 肝气乘脾　腹痛肠鸣即泻，每因情志不畅而诱发，泻后痛缓，平素多有胸胁胀闷，嗳气食少，矢气频作，舌苔薄白或薄腻，脉弦。

2. 脾气亏虚 大便时溏时泻，反复发作。稍有饮食不慎，大便次数即增多，夹见水谷不化，伴有饮食减少，脘腹胀闷不舒，面色少华，肢倦乏力，舌质淡，苔白，脉细弱。

3. 肾阳亏虚 晨起泄泻，大便夹有不消化食物，脐腹作痛，形寒肢冷，腹部喜暖，舌质淡，苔白，脉沉细。

四、护理措施

【一般护理】

1. 观察患者每日排便便次、便意、粪便性状、气味，伴随的胃肠道症状等。
2. 观察患者生命体征、神志、尿量等，预防脱水。
3. 为患者提供便捷舒适的排便环境。
4. 协助患者如厕，便后起身宜缓慢，手扶支架等，以免晕厥跌倒。
5. 指导患者口服淡盐水。
6. 必要时由静脉补充液体。

【临症施护】

1. 肛门下坠或脱肛者及时复位。不宜久蹲久坐，可做提肛运动。
2. 高热者给予物理降温或遵医嘱给予退热药。
3. 注意观察病情变化，若出现口干舌燥、眼窝凹陷、皮肤弹性降低等症状，应及时补充液体。
4. 泄泻不论何型，均可选用小檗碱口服液。

【健康指导】

（一）生活起居护理

1. 起居有常，劳逸结合，冷暖适宜，保持充足的睡眠，避免外邪侵袭。
2. 保持适度的活动锻炼，可选择太极拳、八段锦、五禽戏等健身运动，使脾气旺盛，促进血脉流畅。寒湿和虚弱者宜住向阳的病室，做好腹部保暖。
3. 若患者泄泻因传染性疾病引起，应严格执行消化道隔离制度，患者的生活用具专用，用后要消毒。
4. 久泻患者要加强肛周皮肤的护理。小儿泄泻要勤换尿布，每次便后用温水清洗肛周，并扑上爽身粉。

（二）给药护理

1. 中药汤剂以饭后温热服用为宜，药物需按时按量服用，并观察用药后症状缓解情况。
2. 出现阳气外脱症状应及时进行抢救，以免耽误时机。
3. 食滞胃肠泻下不畅者，可遵医嘱予大黄粉吞服，以消食化滞。

4. 在用药过程中出现大便色黑者，应查找原因，与消化道出血的柏油样便相鉴别，警惕消化道出血的发生。

（三）饮食护理

1. 饮食有节，以清淡卫生、易消化、富有营养的食物为主，忌食不易消化或清肠润滑的食物，某些对牛奶不耐受者避免摄食。

2. 急性期予流质或半流质饮食，如米汤或淡盐汤、米粥等，以养胃生津，忌食辛辣炙煿、荤腥油腻的食物。

3. 寒湿困脾者应予温热、易消化、清淡食物，可饮热开水或生姜红糖水。

4. 肠道湿热者应以无渣、少渣、半流质饮食为宜，可多食西瓜、苹果、薏苡仁等。

5. 食滞胃肠者适当控制饮食或限制饮食，伴有呕吐者，不宜急于止吐，应让宿食全部吐出。

6. 肝气乘脾者忌食红薯、土豆等易产气食物，可常食金橘饼、陈皮等。

7. 脾气亏虚者宜予温热软烂、少油脂而易于消化之食，如山药、龙眼、牛肉、羊肉、鸡肉等。

8. 肾阳亏虚者宜清淡、温热、易消化之食，如胡桃、狗肉等，勿过食肥甘、生冷。

五、中医特色护理技术

（一）穴位贴敷

根据患者辨证分型，遵医嘱给予通便中药研磨成粉剂，用适当的调和剂调和为糊状，贴于相应的穴位上。常取神阙、大肠俞、关元等穴。

注意事项：

1. 发热者慎用。

2. 治疗过程中忌食生冷油腻之物。

3. 宜进食米粥、淡盐汤等以护胃气。

4. 脐部有皮肤破溃、糜烂者禁用。

5. 若贴敷后脐部皮肤出现水疱等皮疹应立即停药。

（二）温针灸

温针灸是针刺与艾灸结合应用的一种方法，操作时将针刺入腧穴得气后，并给予适当补泻手法而留针，继将纯净细软的艾绒捏在针尾上，或用艾条一段长约 2cm，插在针柄上，点燃施灸。待艾绒或艾条烧完后，除去灰烬，取出针。

本法适用于寒湿困脾证。应用时应注意防止艾灰或艾火脱落烧伤皮肤，可在针刺穴位附近皮肤处用阻燃物（如薄纸板）隔开。

（三）隔姜灸

用鲜姜切成直径 2 ～ 3cm、厚 0.2 ～ 0.3cm 的薄片，中间以针刺数孔，再将艾炷放在姜片上点燃施灸。当艾炷燃尽，再易炷施灸。以皮肤红润而不起疱为度，一般灸 5 ～ 10 壮。在施灸过程中，若患者感觉灼热难以忍受时，可将姜片向上稍稍提起，或缓慢移动姜片。

本法除可用于因寒邪所致泄泻外，还可用于因寒邪所致的呕吐、腹痛，以及风寒湿痹和外感风寒表证等。

（四）隔附子饼灸

将附子研成粉末，用黄酒调和做成直径约 3cm、厚约 0.8cm 的附子饼，中间以针刺数孔，放在应灸腧穴或患处，上面再放艾炷，从艾炷上端点火施灸，直到灸完所规定的壮数为止。

附子辛温大热，因此隔附子饼灸有温肾补阳和祛腐生肌的作用。临床多用于治疗泄泻的肾阳亏虚证。

（五）推拿

1. 湿热泻推拿疗法：清补脾土，清大肠，退六腑，揉小天心。
2. 风寒泻推拿疗法：揉外劳宫，推三关，摩腹，揉脐，揉鱼尾。
3. 伤食泻推拿疗法：推板门，清大肠，补脾土，摩腹，逆运内八卦，点揉天突。
4. 脾虚泻推拿疗法：推三关，补大肠，摩腹，推上七节骨，捏脊。

（六）捏脊

以单手或双手的拇指与食、中二指，或拇指与四指的指面做对称性着力，夹持住患儿的脊柱，相对用力挤压并一紧一松逐渐移动。患儿俯卧，被捏部位暴露，操作者双手呈半握拳状，拳心向下，拳眼相对，用两拇指指面的前 1/3 处或指面的桡侧缘着力，吸定并顶住患儿鱼尾穴旁的肌肤，食指、中指的指面前按，拇指、食指、中指三指同时用力将该处的皮肤夹持住并稍提起，然后双手交替用力，自下而上，一紧一松地挤压，向前移动至大椎穴处。本法适用于脊柱及其两侧。

动作要领：①肩、肘关节要放松，腕关节的活动要灵活、协调。②操作时既要有节律性，又要有连贯性。③操作时间的长短和手法强度的轻重及捏挤面积的大小要适中，用力要均匀。

此法适用于寒湿困脾、肝气乘脾、脾气亏虚等脾虚证。

六、案例分析

【病例资料】

患者陈某，男性，52 岁，自诉大便次数增多，便质稀，偶有水样便，便内夹有未消化食物，每日 10 次左右，偶有腹痛，腹胀，嗳气，气味酸臭，双下肢酸软。舌苔厚腻，脉滑。

【护理评估】

询问病史：患者昨晚外出吃饭，有饮酒，夜间腹痛，如厕后缓解，后每隔 1 ～ 2 小时左右排便 1 次，便内夹有未消化食物，偶有水样便。偶有腹痛、按压疼痛，无反跳痛，便后缓解，腹胀，嗳气，气味酸臭，双下肢酸软。

【护理措施】

1. 为患者做好腹部保暖措施，避免外邪侵袭。
2. 予进食流质或半流质饮食，如米汤或淡盐水，忌食辛辣、荤腥油腻食物。
3. 遵医嘱于天枢、中脘穴行顺时针穴位按摩。
4. 遵医嘱于足三里、中脘、关元等穴进行艾灸。
5. 遵医嘱给予患者药物治疗。

【护理转归】

患者于住院第 3 日起，每日排便 1 ～ 2 次。

拓展学习

《黄帝内经》称泄泻为“鹜溏”“飧泄”“濡泄”“洞泄”“注下”“后泄”等，书中关于泄泻的理论体系，为后世奠定了基础。张仲景将泄泻和痢疾统称为下利。《金匮要略·呕吐秽下利病脉证治》中将本病分为虚寒、实热积滞和湿阻气滞三型，并且提出了具体的证治。如“下利清谷，里寒外热，汗出而厥者，通脉四逆汤主之”“气利，诃黎勒散主之”，为后世泄泻的辨证论治奠定了基础。

第十三章 便秘

学习目标

识记

1. 便秘的定义。
2. 便秘的临床表现。

理解

1. 便秘常见的病因病机。
2. 实秘与虚秘的临床特点。
3. 便秘的评估要点。

应用

结合临床情境，做出便秘正确的中医护理评估，采用合理的中医护理措施和特色护理技术。

一、概述

【定义】

便秘是以大便秘结不通、排便间隔时间延长或排便艰涩不畅为主要特点的临床常见症状。便秘既可以是一种独立的病证，也是一个在多种急慢性疾病过程中常见的症状。

【临床表现】

便秘主要临床特征为大便排出困难、排便时间和（或）排便间隔时间延长，粪质多干硬。其表现为粪质干硬，排出困难，排便时间、排便间隔时间延长，排便次数减少，常三五日、七八日，甚至更长时间排一次大便，每次排便常需半小时或更长时间；或粪质干燥坚硬，排出困难，排便时间延长，常由于排便努挣导致肛裂、出血，日久还可引起痔疮，而排便间隔时间可能正常；或粪质并不干硬，也有便意，但排便无力，排出不畅，常需努挣，排便时间延长。由于燥屎内结，可在左下腹扪及质地较硬的条索状包块，排便后消失。

【病因病机】

便秘的病因是多方面的，其中主要的有外感寒热之邪，内伤饮食情志，病后体虚，阴阳气血不足等。脾虚传送无力，糟粕内停，致大肠传导功能失常，而成便秘；胃与肠相连，胃热炽盛，下传大肠，燔灼津液，大肠热盛，燥屎内结，可成便秘；肺与大肠相表里，肺之燥热下移大肠，则大肠传导功能失常，而成便秘；肝主疏泄气机，若肝气郁滞，则气滞不行，腑气不能畅通而导致便秘；肾主五液而司二便，若肾阴不足，则肠道失润，若肾阳不足则大肠失于温煦而传送无力，大便不通，导致便秘。

二、护理评估

【现病史及诊断评估】

便秘不单是排便次数的减少，还要有粪便干硬和（或）排便困难。故应详细了解病史：便次、便意、排便是否困难或不畅，粪便性状，伴随的胃肠道症状等。可参照罗马Ⅲ诊断标准（表 13–1）进行初步评估筛查。

表 13–1 罗马Ⅲ诊断标准

C3. 功能性便秘 *	
1. 必须满足以下 2 条或多条	a. 排便费力（至少每 4 次排便中有 1 次）。 b. 排便为块状或硬便（至少每 4 次排便中有 1 次）。 c. 有排便不尽感（至少每 4 次排便中有 1 次）。 d. 有肛门直肠梗阻和（或）阻塞感（至少每 4 次排便中有 1 次）。 e. 需要用手操作（如手指辅助排便、盆底支撑排便）以促进排便（至少每 4 次排便中有 1 次）。 f. 排便少于每周 3 次
2. 不用缓泻药几乎没有松散大便	
3. 诊断 IBS 的条件不充分	* 诊断前症状出现至少 6 个月，近 3 个月满足以上标准。

【病因 / 诱因评估】

导致便秘的原因很多，很多疾病都可能会引起便秘，包括功能性疾病和器质性疾病，一部分药物也会引起便秘。《慢性便秘基层诊疗指南（2019 年）》汇总了慢性便秘常见病因与相关因素（表 13–2）。因此通过评估患者是否具有便秘相关因素便于查找对应病因，指导对症护理。

表 13–2 慢性便秘常见病因与相关因素

病因	相关因素
功能性疾病	功能性便秘、功能性排便障碍、便秘型肠易激综合征（IBSC）
器质性疾病	肠道疾病（结肠肿瘤、憩室、肠腔狭窄或梗阻、巨结肠、结直肠术后、肠扭转、直肠膨出、直肠脱垂、痔、肛裂、肛周脓肿和瘘管、肛提肌综合征、痉挛性肛门直肠痛） 内分泌和代谢性疾病（严重脱水、糖尿病、甲状腺功能减退症、甲状旁腺功能亢进症、多发内分泌腺瘤、重金属中毒、高钙血症、高或低镁血症、低钾血症、卟啉病、慢性肾病、尿毒症） 神经系统疾病（自主神经病变、认知障碍或痴呆、多发性硬化、帕金森病、脊髓损伤） 肌肉疾病（淀粉样变性、皮肌炎、硬皮病、系统性硬化病）

续表

病因	相关因素
药物	抗抑郁药、抗癫痫药、抗组胺药、抗震颤麻痹药、抗精神病药、解痉药、钙拮抗剂、利尿剂、单胺氧化酶抑制剂、阿片类药、拟交感神经药、含铝或钙的抗酸药、钙剂、铁剂、止泻药、非甾体抗炎药

【症状评估】

根据便秘和相关症状轻重及其对生活影响的程度分为轻度、中度、重度。轻度指症状较轻，不影响日常生活，通过整体调整、短时间用药即可恢复正常排便。重度指便秘症状重且持续，严重影响工作、生活，需用药物治疗，不能停药或药物治疗无效。中度则介于轻度和重度之间。也可采用法国 Mapi ResearchTrust 机构开发的评价便秘患者症状及严重程度的量表——便秘患者症状自评量表（Patient Assessment of Constipation symptom，PAC-SYM）（表 13-3）进行程度评估。

表 13-3　便秘患者症状自评量表

	症状	严重程度 无——→非常严重 0	1	2	3	4
粪便性状	粪质坚硬 粪量少	□	□	□	□	□
直肠症状	排便次数减少	□	□	□	□	□
	排便费力	□	□	□	□	□
	排便疼痛	□	□	□	□	□
	排便不尽感	□	□	□	□	□
	有便意而难以排出	□	□	□	□	□
	直肠出血或撕裂	□	□	□	□	□
	直肠烧灼感	□	□	□	□	□
腹部症状	胃痛	□	□	□	□	□
	腹部痉挛、疼痛	□	□	□	□	□
	腹部胀满	□	□	□	□	□
评分		□	□	□	□	□

【心理社会评估】

便秘患者常伴睡眠障碍、焦虑抑郁情绪，应早期了解患者心理状态。应特别注意对精神心理、睡眠状态和社会支持情况的评估，分析判断心理异常和便秘的因果关系，使患者充分认识到良好的心理状态和睡眠对缓解便秘症状的重要性。存在严重精神心理异常的患者应转至精神心理科接受专科治疗。可采用便秘患者生存质量量表（PCA-QOL）（表 13-4）进行综合评估。

表 13-4 便秘患者生存质量量表

在过去的 2 周中，下面症状的严重程度或强度	一点也不 0	有一点 1	一般 2	比较严重 3	非常严重 4
1. 感到腹胀？	□	□	□	□	□
2. 感到身重？	□	□	□	□	□
3. 感到身体不舒服？	□	□	□	□	□
4. 有便意但排便困难？	□	□	□	□	□
5. 与他人在一起感到不自在？	□	□	□	□	□
6. 因为便秘吃的越来越少吗？	□	□	□	□	□
7. 必须关心吃什么	□	□	□	□	□
8. 食欲下降	□	□	□	□	□
9. 担心不能随意选择食物（如在朋友家）	□	□	□	□	□
10. 出门在外，因在卫生间时间太长而感到不自在	□	□	□	□	□
11. 出门在外，因频繁去卫生间感到不自在	□	□	□	□	□
12. 总是担心改变生活习惯（如旅行、外出门等）	□	□	□	□	□
13. 感到烦躁易怒	□	□	□	□	□
14. 感到不安	□	□	□	□	□
15. 总是困扰	□	□	□	□	□
16. 感到紧张	□	□	□	□	□
17. 感到缺乏自信	□	□	□	□	□
18. 感到生活失去控制	□	□	□	□	□
19. 为不知何时排便而担心	□	□	□	□	□
20. 担心不能够排便	□	□	□	□	□
21. 因不排便而影响生活	□	□	□	□	□
22. 担心情况越来越糟	□	□	□	□	□
23. 感到身体不能工作	□	□	□	□	□
24. 大便次数比想象的要少	□	□	□	□	□
25. 对大便次数满意吗？	□	□	□	□	□
26. 对大便规律满意吗？	□	□	□	□	□
27. 对食物经过肠道的时间满意吗？	□	□	□	□	□
28. 对以往治疗满意吗？	□	□	□	□	□

三、辨证分型

【辨证要点】

形成便秘的原因很多，其表现形式也多种多样，但其证候表现不外虚实两端，因此首先要评估便秘的虚实。

【证候分型】

（一）实秘

1. 热秘（肠胃积热） 大便干结，腹满胀痛，口干口臭，面红心烦，或伴身热，小便短赤。舌红，苔黄燥，脉滑数或弦数。

2. 气秘（气机郁滞） 大便干结，欲便不出，或便而不爽，腹中胀满，肠鸣矢气，嗳气频作，胸胁痞满。舌苔薄白或薄黄，脉弦。

3. 冷秘（阴寒积滞） 大便艰涩，腹痛拘急，腹满拒按，胁下偏痛，手足不温，呃逆呕吐。舌苔白腻，脉弦紧。

（二）虚秘

1. 气虚秘 大便不干硬，虽有便意，临厕努挣乏力，汗出短气，面白神疲，肢倦懒言。舌淡太白，脉细弱。

2. 血虚秘 大便不结，努挣难下，面色无华，头晕目眩，心悸气短，健忘，口唇色淡。舌淡苔白，脉细弱。

3. 阴虚秘 大便干结，如羊屎状，形体消瘦，头晕耳鸣，颧红面赤，心烦少眠，潮热盗汗，腰膝酸软。舌红少苔，脉细数。

4. 阳虚秘 大便艰涩，排出困难，小便清长，面色苍白，四肢不温，腹中冷痛，或腰膝酸软。

四、护理措施

【一般护理】

1. 观察患者每日排便便次、便意、排便是否困难或不畅，以及粪便性状，伴随的胃肠道症状等。

2. 为患者提供隐蔽舒适的排便环境，并给予充裕的排便时间。

3. 协助患者采取最佳的排便姿势，合理正确地利用重力和腹压。最好采取坐姿或抬高床头；对手术患者，在手术前有计划地训练其在床上使用便器。

4. 患者排便困难时，可进行适当的腹部按摩，顺结肠走行方向作环行按摩，刺激肠蠕动，帮助排便。

5. 指导或协助患者正确使用简易通便法，如使用开塞露、甘油栓等。

6. 必要时予以灌肠。

【临症施护】

1. 指导患者正确使用缓泻剂，但应告知患者长期使用缓泻剂的危害，即会使肠道失去自行排便的功能，甚至造成患者对药物生理、心理上的依赖。

2. 石蜡油能软化粪便，可口服或灌肠，但要注意吸入肺内可引起脂性肺炎，故不宜临睡时服用。由于影响脂溶性维生素吸收，故以餐间服用较合适。

3. 肠易激综合征患者，应注意逐渐增加膳食纤维的含量，以免加重腹痛、腹胀。

4. 如有肠梗阻、巨结肠或巨直肠，以及神经性便秘的患者，通常增加膳食纤维很难达到通便的目的，应减少肠内容物，并定期排便。

【健康指导】

（一）生活起居护理

1. 培养健康的生活方式，生活起居有规律，劳逸适度，每天坚持适量的运动。

2. 养成定时排便的习惯，保证定时如厕，时间充足，心情放松，环境私密，精神集中。

3. 年老体弱排便无力者平时加强腹肌的锻炼，提高排便时的辅助力量。

（二）给药护理

1. 实秘患者遵医嘱服用中药或外用通便药物，便通即止。不宜长期使用，更不能滥用泻药，造成对泻药的依赖，导致便秘加重。

2. 气虚秘患者排便无力，平时可服用白术、山药，以增补气力；阴虚肠燥患者，适当增加服药次数，频频饮服持续缓慢给药，达到润肠通便的目的。

（三）饮食护理

一般饮食原则，良好的饮食习惯对防治便秘非常重要，所以尽可能做到饮食有节制，每日食物种类齐全，提倡多吃粗粮素食淡食，不宜辛辣煎炸之类，多饮汤、羹类以濡润肠腑，促进排便。常用的食疗药膳方有以下几类。

1. 热秘 炒西瓜子仁、蜂蜜各1匙，糯米适量。糯米淘净，加水适量煮粥，待熟加入西瓜子仁和蜂蜜。早餐食用。

2. 气秘 槟榔10～15g，蜂蜜15～20mL，大米100g。槟榔片煎汁，去渣取汁，加入洗净的大米煮粥，熟后加蜂蜜调味。每日分两次食用。

3. 气虚秘 ①核桃仁30g，薏苡仁50g，冰糖适量。武火烧沸，再文火熬煮，加冰糖调味。②甘薯200g，大米150g，白糖适量。甘薯洗净连皮切小块，加水与大米同煮粥，加适量白糖。随意适量食用。

4. 血虚秘 何首乌30g，大米60g。何首乌加水煎汁，大米淘净加何首乌汁煮粥。早晚食用。

5. 阴虚秘 ①核桃仁30g，黑或白木耳5g，大枣5枚，粳米100g，冰糖20g。木耳入温水泡发，洗净，撕成瓣状；粳米、大枣、核桃仁洗净，与木耳同锅熬粥，放入冰糖。可常服食。②玉竹 10g，北沙参 20g，大米 50g，白糖少许。玉竹、北沙参洗净，加水用砂锅煎汁，去渣加大米煮粥，最后入白糖适量调匀。每日早晚各食 1 次。

6. 阴虚秘 ①精羊肉，大米各 100g，肉苁蓉 10g，葱白 2 根，生姜 3 片，精盐少许。精羊肉，肉苁蓉洗净切碎；肉苁蓉煎煮去渣取汁，加羊肉、大米同煮，待煮沸后，入生姜，葱白，精盐熬粥。②葱白 2 根，猪油渣 50g，大米，精盐，味精适量，同煮为粥，早餐食用。

五、中医特色护理技术

（一）中药灌肠

常用药物：实证者，可选大黄、芒硝；虚证者，可选用当归、桃仁、火麻仁等。也可在辨证基础上选用中药复方煎剂灌肠。

操作方法：将药物加沸水 150 ～ 200mL，浸泡 10 分钟（含芒硝者搅拌至完全溶解）去渣，药液温度控制在 40℃，灌肠。患者取左侧卧位，暴露臀部，将肛管插入 10 ～ 15cm 后徐徐注入药液，保留 30 分钟后，排出大便，如无效，间隔 3 ～ 4 小时重复灌肠。

（二）针灸

针刺主穴多选用天枢、大肠俞、支沟、上巨虚等穴。热积秘加合谷、曲池、内庭；气滞秘加中脘、太冲；寒积秘加关元；气虚秘加脾俞、胃俞、肺俞、气海；阴虚秘、血虚秘加足三里、三阴交；阳虚秘可艾灸神阙、关元。耳穴压豆常选用胃、大肠、直肠、交感、皮质下、三焦等穴位。

针刺手法的选择：实证便秘，以泻法为主，强刺激，腹部穴位如天枢等，以局部产生揪痛感为宜；虚证便秘，针刺手法以补法为主，轻刺激，以局部得气为宜，可加用温针灸或者灸盒悬灸，以热感向皮下组织渗透为佳。

（三）穴位贴敷

1. 贴敷药物的选择

（1）实证便秘：中药处方可包含大黄、芒硝、甘遂、冰片等。

（2）虚证便秘：中药处方可包含肉桂、大黄、丁香、木香、黄芪、当归等。

2. 穴位的选择 虚证及实证便秘皆可选用神阙穴，此外可根据证候不同选用相应的背部俞穴。如实证便秘可选膈俞、脾俞、胃俞、三焦俞、大肠俞等；虚证便秘可选肺俞、膈俞、脾俞、肾俞、关元俞等。

3. 贴敷时间及疗程 每日 1 次，每次 6 ～ 8 小时，3 ～ 5 天为 1 个疗程。

（四）刺络拔罐

本法主要适用于热秘者，主穴为脾俞、胃俞、大肠俞、中脘、天枢、大横、关元、足三里。常规消毒后，在所选穴位上用三棱针垂直点刺 0.5 寸，另取大号火罐 1 个，在出血部位行拔罐放血治疗。5 分钟后可吸出血 2 ～ 3mL，除去火罐，每周治疗 1 ～ 2 次。

（五）穴位埋线

取大肠俞、天枢、上巨虚等穴。用9号腰穿针将2cm 0号医用羊肠线垂直植入穴位。每隔15～30天埋1次，一般治疗1～8次。

（六）艾灸

1. 取天枢、支沟、大肠俞、神阙等穴。每穴施10～20分钟，每日或隔日1次，6～12次为1疗程。①热秘加灸曲池、合谷；②气秘加阳陵泉、太冲；③虚秘加气海、胃俞；④冷秘加关元。

2. 选神阙、关元穴，患者取仰卧位，暴露腹部，将做好的药饼放在待灸穴位，点燃艾段上部后置药饼上施灸，每次每穴灸2壮，每壮约燃15分钟，感觉较烫时适当移动药饼。每日1次，12次为1疗程，疗程间休息3天，共治疗6个疗程。

六、案例分析

【病例资料】

患者王某，女，78岁，自诉排便困难，便质不干硬，虽有便意，临厕努挣不出，自觉乏力，短气，神疲，肢倦懒言，自汗出。舌淡，苔白，脉细弱。

【护理评估】

询问病史：患者大便秘结难解10余年，每两次排便间隔3～5天，每次如厕时间超过半小时，有便意，但自觉乏力汗出，排出困难。大便色多呈黄褐色或黄色，成形质软。便秘患者症状自评量表（patient assessment of constipation symptom，PAC-SYM）17分。

【护理措施】

1. 每天晨起指导如厕，取坐姿。
2. 如厕前行腹部按摩。
3. 遵医嘱于大肠、内分泌穴进行耳穴贴压。
4. 遵医嘱给予瓜蒌、枳实、枳壳等药物于神阙穴进行穴位贴敷。

【护理转归】

患者于住院第4～10日，每2～3天排便1次。

拓展学习

《中华胃肠外科杂志》2024年刊发了《慢性便秘肠道微生态临床应用中国专家共识（2024版）》，该共识围绕肠道菌群紊乱、肠道微生态治疗的适应证和肠菌移植的方案，提出了16条推荐意见，为规范慢性便秘的肠道微生态临床应用提供了参考。请问什么是肠道微生态？关于慢性便秘护理要点有何指导意见？

第十四章 便血

学习目标

识记

1. 便血的定义。
2. 便血的临床表现。

理解

1. 便血常见的病因病机。
2. 便血的临床特点。
3. 便血的评估要点。

应用

结合临床情境，做出便血正确的中医护理评估，采用合理的中医护理措施和特色护理技术。

一、概述

【定义】

便血是由多种原因引起火热熏灼或气虚不摄，致血液不遵循常道，下泄于肛门为主要临床表现的病症。粪便颜色呈鲜红、暗红甚至柏油样（黑便）。多见于下消化道出血，特别是结肠与直肠病变的出血，但亦可见于上消化道出血。便血的颜色取决于消化道出血的位置、出血量与血液在胃肠道停留的时间。便血伴有皮肤、黏膜或其他器官出血现象者，多见于血液系统疾病及其他全身性疾病。

【临床表现】

便血典型的临床表现即为血液下泄于肛门，出现鲜血便、脓血或黏液血便、黑便或者是隐血便，伴有或不伴有脘腹不适，腹胀肠鸣，腹痛，里急后重，发热，全身出血倾向，皮肤改变（如有蜘蛛痣及肝掌者，提示便血可能与门静脉高压有关；皮肤与黏膜出现成簇的、细小的呈紫红色或鲜红色的毛细血管扩张，提示便血可能与遗传性出血性毛细血管扩张症有关）。

①鲜血便：流出的血液外观类似外伤出血，颜色鲜红或紫红、暗红，时间稍久后可以凝固成血块。②脓血 / 黏液血便：排出的粪便中既有脓（黏）液，也有血液。③黑

便：大便呈黑色或棕黑色。④隐血便：小量（微量）消化道出血不会引起粪便颜色改变，仅在粪便隐血试验时呈阳性。

【病因病机】

主要与风火热毒或阴寒内伤、寒气下迫有关。同时外感六淫、酒食不节、情志过极、劳倦过度及热病或久病之后等均可引起血液不循经脉运行，溢于脉外而导致血证的发生。

1. 火热伤络：暴饮暴食，或酗酒过度致迫血妄行，渗入大肠发为便血。

2. 湿热下注：久居潮湿之处，或饮食不节，损伤脾胃，聚湿生热，热伤阴络，营血失道而致便血。

3. 脾胃虚寒：久病失养，劳倦过度，气失统摄，血无所归，血离脉道，而为便血。

4. 外感六淫：湿热之邪，侵及肠道，络伤血溢，从下而泻可致便血。

5. 酒食不节：饮酒过多或过食辛辣，引起湿热蕴结，损伤胃肠，熏灼血络，化火动血，则便血、吐血。

6. 劳倦过度：气虚失摄，或阴虚火旺，迫血妄行，均可致血溢脉外而吐血、便血。

二、护理评估

【现病史及诊断评估】

便血可发生在便前或便后，色鲜红、暗红或紫暗，甚至色黑如柏油。多有胃痛、胁痛、积聚、泄泻、痢疾等宿疾。先血后便者，病位在肛门及大肠，为近血；先便后血者，病位在胃及小肠，为远血。由风热客于肠胃引起，症见便血，血清而鲜者，病属实热，为肠风；湿热瘀毒留滞肠中，伤于血分，症见便血，血浊而暗者，病属湿热偏盛，为脏毒。

【病因/诱因评估】

便血主要有外邪侵袭、饮食不节、劳倦过度、久病或热病之后等导致脉络损伤或血液妄行，引起血液溢出脉外而形成。出血之后，已离经脉而未排出体外的血液，留积体内，蓄结而为瘀血，瘀血又会妨碍新血的生长及气血的正常运行。《中医内科学》《中医外科学》《中医护理学》“血证”中汇总了便血常见病因与相关因素，通过评估患者是否具有便血相关因素便于查找对应病因，指导对症护理。

【症状评估】

便血之证多因肠道湿热或脾胃虚寒所致，便血颜色多样，色鲜红或紫暗或黑，大便不畅或稀溏，或先血后便，伴有或不伴有腹痛、发热等，长期便血患者会出现精神不振、面色少华、萎黄、机体消瘦等症状。在评估中应重点评估出血量及伴有的其他症状。

1. 评估出血量

（1）大便潜血试验阳性，提示出血量在 5mL 以上。

（2）出现黑便，提示出血量在 50 ～ 70mL 甚至更多。

（3）柏油便提示出血量为 500 ～ 1000mL。

2. 其他伴随症状 脘腹不适，腹胀腹痛肠鸣，里急后重，发热，全身有出血倾向，皮肤改变，腹部肿块等的程度。如直肠炎、直肠息肉（癌）等便血常伴有肛门下坠、里急后重；内痔、息肉便血无肛门疼痛；肛裂则伴有肛门疼痛及便秘；慢性结肠炎常伴腹泻、左下腹隐痛；出血性坏死性结肠炎、肠套叠伴有剧烈的腹痛甚至休克等。

【心理社会评估】

患者常因出血而感到恐惧紧张，或心烦失眠。长期反复出血体质虚弱者情绪更易波动、烦躁，对治疗缺乏信心。出血量大的患者可出现面色苍白，出冷汗，四肢厥冷，血压下降，脉搏细弱等气随血脱之候。应特别注意对神志、精神心理、营养、睡眠状态和社会支持情况的评估，分析其心理异常和便血的关系，体贴和同情患者，使之安心接受治疗。避免因情绪而致病情加重。指导患者自我调整情绪，保持心情舒畅。

三、辨证分型

【辨证要点】

便血的原因很多，根据便血的颜色、性质及便血量等证候表现，辨虚实、寒热。

【证候分型】

1. 肠道湿热 便血鲜红，腹痛不适，大便不畅或便溏，口黏而苦，纳谷不香，舌质红，苔黄腻，脉滑数。

2. 脾胃虚寒 便血紫暗或色黑，脘腹隐隐作痛，喜温喜按，怯寒肢冷，纳差便溏，神疲懒言，舌质淡，苔薄白，脉弱。

3. 气虚不摄 便血鲜红或紫暗，食少，体倦，面色萎黄，心悸，少寐，舌质淡，脉细。

4. 胃肠积食 便干夹血，色鲜紫或暗红，口苦口干，嘈杂烦渴，脘腹痞满胀痛，舌红，苔黄燥，脉洪数。

四、护理措施

【一般护理】

1. 严密观察患者生命体征。

2. 消化道出血期禁食，出血停止后，按顺序给予温凉流质、半流质及易消化的软食；注意清淡饮食，避免辛辣厚味之品。

3. 观察患者每日便血的色、量、性质。

4. 起居有常，避免劳累，宜卧床休息。

5. 中药汤剂一般宜温服，清热泻火之汤剂凉服。

【临症施护】

1. 便血者宜卧床休息，少活动，防止过度活动致脾气大耗，注意防寒保暖，尤其注意脘腹部的保暖，防止脾胃虚弱，再受外邪侵袭，导致血注下行，气血阻滞，易生变化，后患无穷。

2. 出血多者，应绝对卧床休息，二便均应在床上进行，大便时不要用力太过以防大出血。

3. 出血初止，腹痛突然加剧，烦躁不安，面色苍白，汗出肢冷，舌质淡，脉细弱，应立即做好输血及抢救准备。

4. 持续腹胀，肠鸣音亢进，提示有大出血的可能，应立即去枕平卧，予吸氧，开放静脉通路，通知医生，及时做好抢救准备。

【健康指导】

（一）生活起居护理

1. 培养健康的生活方式，生活起居有规律，劳逸适度，平时注意保暖，防止外感时邪。

2. 注意精神调护，保持良好的心境及乐观的生活态度，每天坚持适量的运动，如保健操、太极拳等，以增强机体正气。

3. 加强病症及相关知识宣教，使患者及家属了解可能发生出血的原因，加强针对性的预防，积极治疗原发病，定期门诊复诊。

（二）给药护理

1. 肠道湿热证药物宜温偏凉服。

2. 脾胃虚寒证服药期间，饮食不宜过凉，可配合健脾开胃的药膳，以调理脾胃。

（三）饮食护理

注意饮食调摄，保持大便通畅。勿久蹲厕所或用力过度，以免旧病复发。平素以软烂少渣、容易消化之品为宜，当少食多餐。多吃新鲜蔬菜、香蕉、蜂蜜等，忌烟酒及辛辣之物。大量便血时一般需暂禁食，少量出血无呕吐时给予偏寒凉的流质，出血停止后改为半流。饮食以清淡、易消化、营养丰富为宜，忌食辛辣、煎炸、烟酒。多饮汤、羹类以利濡养脏腑。

1. 偏热盛者宜食性寒凉的食物，如荠菜、莲藕、苦瓜、菠菜、梨、百合等，渴饮者，可用鲜茅根或鲜藕节、鲜小蓟煎水饮以清热止渴。

2. 气血亏虚者宜食牛奶、山药粥、藕粉莲子羹、莲子桂圆粥、红枣、瘦肉等以补益脾气，固摄止血。

3. 脾胃虚寒者宜食用性温味甘辛，具有健脾补气、温暖肠胃及祛寒作用的食物，如籼米、荔枝、辣椒、韭菜、茴香菜、肉桂、干姜、生姜、花椒、胡椒、小茴香、白豆蔻、红糖、生姜粥、红枣籼米粥等。

4. 胃肠积食者宜食用性温，具有化瘀而不伤新血，行滞气而不伤正气的食物，如山楂、含益生菌的酸牛奶等。

五、中医特色护理技术

凡出血者均不宜运用热敷、热熨、艾灸等，以防血热妄行，可采用穴位按摩、穴位贴敷等。若患者出现呕吐时，可选用隔姜灸。

（一）穴位按摩

肠道湿热型的便血者，可选下脘、血海、足三里、太冲等穴进行按摩，按摩过程中要评估患者对疼痛的耐受程度，用力要均匀、柔和，注意为患者保暖及保护隐私。观察患者的反应，如有不适应立即停止，并做好相应的处理。此法女性患者月经期或妊娠期禁用。

（二）穴位贴敷

胃脘隐痛取中脘、建里、神阙、关元等穴；胃脘胀痛取气海、天枢等穴；便秘者可取天枢、神阙、足三里、涌泉等穴。将药物用水或蜂蜜调和为膏药，膏药的摊制厚薄要均匀，一般以 0.2 ～ 0.3cm 为宜，并保持一定的湿度。贴敷过程中应观察局部及全身情况，若出现红疹、瘙痒、水疱等过敏现象，停止使用，遵医嘱予以处理。贴敷期间，应避免食用寒凉、过咸的食物，避免烟酒、海味、辛辣及牛羊肉等食物。此法女性患者妊娠期禁用。

（三）耳穴贴压

胃脘疼痛可予耳穴贴压，取脾、胃、交感、神门、肝胆等穴，操作时应评估患者情况，耳部皮肤有炎症、破溃、冻伤的部位禁用；女性患者妊娠期禁用。操作时观察患者情况，若有不适应立即停止，并通知医师配合处理，一般可留置 3 ～ 7 天，两耳交替使用，指导患者正确按压。同时耳穴贴压期间还应观察耳部皮肤有无红、肿、破溃等情况，如有发生，遵医嘱对症处理。

（四）隔姜灸

胃脘隐痛取中脘、建里、神阙、关元等穴；胃脘胀痛取气海、天枢等穴；便秘者可取天枢、神阙、足三里、涌泉等穴。在穴位上放置 1 ～ 2cm 厚的姜片，姜片上放置艾炷施灸。本法除可用于因寒邪所致泄泻外，还可用于因寒邪所致的呕吐、腹痛及风寒湿痹和外感风寒表证等。

六、案例分析

【病例资料】

患者沈某，男性，28 岁。面色苍白，自述上腹部不适感，时有疼痛，头晕，无恶心、呕吐，自觉乏力，神疲，肢倦懒言，纳谷不香，小便调，大便色黑，质软不成形。舌淡苔白，脉细弱。

【护理评估】

询问病史：患者生活不规律，长期紧张工作，进餐时间不规律，时有饮酒。

【护理措施】

1. 予患者加设床档，教会患者预防跌倒坠床的方法，以防止发生跌倒坠床等不良事件。
2. 予患者禁食水，每日行口腔护理，以保持患者的口气清新，增加患者的舒适感。
3. 遵医嘱以吴茱萸于足三里穴位贴敷。
4. 遵医嘱予关元穴隔姜灸。
5. 指导患者听柔和的音乐，与患者多沟通，以缓解患者的不良情绪。
6. 遵医嘱给予患者药物治疗。

【护理转归】

患者于住院第10日，大便颜色恢复正常，上腹部不适感、腹痛、头晕、乏力、神疲、肢倦懒言症状缓解，纳食香，大便每日1次，黄色软便。

拓展学习

便血应与痢疾、痔疮相鉴别。痢疾初起有发热恶寒等症，其便血为脓血相兼，且有腹痛、里急后重、肛门灼热等症。便血无里急后重，无脓血相兼，与痢疾不同。

痔疮属外科疾病，其大便下血的特点为便时或便后出血，常伴有肛门异物感或疼痛，作肛门直肠检查时，可发现内痔或外痔，与内科所论之便血不难鉴别。

第十五章 癃闭

学习目标

识记

1. 癃闭的临床表现。
2. 癃闭各个证型的辨证施治。

理解

1. 癃闭常见的病因病机。
2. 癃闭的转归与预后。

应用

结合临床情境，做出癃闭正确的中医护理评估，采用合理的中医护理措施和特色护理技术。

一、概述

【定义】

癃闭是以小便量少、排尿困难，甚则小便闭塞不通为表现的一种病症。其中小便不畅，点滴而短少，病势较缓者称为癃；小便闭塞，点滴不通，病势较急者称为闭。亦有始则涓滴而量少，继则闭而不通者。癃和闭虽有区别，但均指排尿困难，只是程度不同，故合称癃闭。

根据本病的临床表现，类似于西医学中各种原因引起的尿潴留及无尿症，如神经性尿闭、膀胱括约肌痉挛、尿道结石、尿路肿瘤、尿道损伤、尿道狭窄、前列腺增生症、脊髓炎等病所出现的尿潴留及肾功能不全引起的少尿、无尿症。上述情况可参照本节内容辨证论治，同时还应注意结合辨病求因治疗。

【临床表现】

本病以排尿困难、小便量少、点滴而出，甚则闭塞不通为典型表现。

1. 临床有起病急缓、症状轻重之别。或小溲涓滴不利，欲解不畅，伴小腹及会阴部作胀，尿道多无痛感，症状逐渐形成，呈进行性加重。或突然起病，小便量少，甚至点滴全无，小腹急痛。病情严重时，还可见头晕、头痛、恶心、呕吐、胸闷、喘促、水肿，甚至神昏等症。

2. 癃闭病因不同。根据临床表现的不同具有相应的证类特征。若以湿热蕴结为因者，可兼见小便赤热不爽，口渴，舌红，脉数；若以肺热壅盛为因者，可兼见呼吸急促，咽干，口渴欲饮，舌红，苔薄黄，脉数；若以中气不足、脾气不升为因者，可兼见少腹重胀，肛门下坠，舌淡胖，脉数；若以肾虚命门火衰为因者，可兼见排尿无力，腰膝冷而酸软，舌质淡，苔白，脉沉细，尺弱；若以肝气郁滞为因者，可兼见多烦善怒，胁肋胀满，舌红，脉弦。

3. 相应体征。因尿路阻塞而致小便不通者，诊察腹部可有膀胱充盈及肿块等阳性体征。

4. 相关检查。首先通过体格检查与膀胱B超判断有无尿潴留，有尿潴留者，再进行尿流动力学检查，以明确有无机械性尿路梗阻。有尿路梗阻者，再通过肛指检查、前列腺B超、尿道及膀胱造影X线片、前列腺癌特异性抗原等检查以明确尿路阻塞的病因，如前列腺增生、前列腺癌、尿道结石、尿道外伤性狭窄等。无尿路阻塞的尿潴留者应考虑脊髓炎、神经源性膀胱，可进行相应的神经系统检查。无尿潴留的癃闭患者应考虑肾衰竭，可进一步查血肌酐、尿素氮、血常规、血钙、磷，B超，X线片等，帮助鉴别急性或慢性肾衰竭。

【病因病机】

癃闭的病因主要有外邪侵袭、饮食不节、情志内伤、瘀浊内停、体虚久病5种。基本病机是膀胱气化功能失调。其病位主要在膀胱与肾，并与三焦、肺、脾、肝密切相关。

1. 外邪侵袭 湿热毒邪伤肺，肺热壅滞，肺气闭塞，肺失宣肃，水道通调障碍，津液不能下输膀胱；或肺热过盛，下移膀胱以致上、下焦为热气闭阻而成癃闭；或下阴不洁，湿热秽浊之邪上犯膀胱，膀胱气化不利，小便不通，则为癃闭。

2. 饮食不节 嗜食辛辣醇酒，肥甘厚味，以致脾失健运，湿热内生，阻于中焦，下注膀胱；或肾热移于膀胱，膀胱湿热阻滞，气化不行，小便不通而成癃闭。

3. 情志内伤 七情内伤而肝郁气结，疏泄失常，三焦水运液化及气化功能失调，水道受阻，形成癃闭，且肝经绕阴器，抵少腹，故肝经有病，也可导致癃闭。

4. 瘀浊内停 瘀血败精，停留不去，阻塞尿道；或肿块结石，阻于尿路，小便难以排出，因而形成癃闭。

5. 体虚久病 饮食不节、饥饱失宜或久病劳倦伤脾，脾气虚弱，清气不升或浊阴不降，小便不利。年老或久病，肾阳不足，命门火衰，“无阳，则阴无以生”而致尿不得出；或下焦积热，久病津亏，致肾阴耗损，“无阴，则阳无以化”而小便不利。

二、护理评估

【现病史及诊断评估】

1. 小便不利，点滴不畅，或小便闭塞不通，尿道无涩痛，小腹胀满或急痛。严重者可有头晕、头痛、恶心、呕吐、胸闷、喘促、水肿，甚至神昏等症。

2. 男女均可罹患，中年以上男性、妇人产后及手术后患病率较高。起病有急有慢，发病无明显季节性，有的可有感受外邪、饮食不节、七情内伤、劳欲过度等诱因。

3. 尿潴留者触诊小腹部可及膀胱充盈或肿块，叩诊为浊音。

4. 实验室检查可有周围血白细胞计数、尿液、前列腺液及血尿素氮、肌酐等生化指标异常；X 线、B 超、CT 检查腹部可有相应的阳性发现。

【病因 / 诱因评估】

癃闭辨证首先要辨病之虚实。实证当辨湿热、浊瘀、肺热、肝郁之偏盛，虚证当辨脾肾虚衰之不同，阴阳亏虚之差别。其次要了解病情之缓急，病势之轻重。根据患者的临床表现及伴随症状，找到对应病因辨证分型，指导对症护理。

【症状评估】

评估患者下尿路症状严重程度和对生活质量的影响程度。可根据国际前列腺症状评分（IPSS）（表 15-1），结合尿流动力学检测进行综合评估。

表 15-1 国际前列腺症状评分（IPSS）

在过去一个月您是否有以下症状	在 5 次中						
	没有	少于 1 次	小于半数	大约半数	多于半数	几乎每次	症状评分
1. 是否经常有尿不尽的感觉	0	1	2	3	4	5	
2. 两次排尿时间是否经常小于两小时	0	1	2	3	4	5	
3. 是否经常有间断性排尿	0	1	2	3	4	5	
4. 是否经常有憋尿困难	0	1	2	3	4	5	
5. 是否经常有尿线变细现象	0	1	2	3	4	5	
6. 是否经常需要用力或使劲才能开始排尿	0	1	2	3	4	5	
	没有	1 次	2 次	3 次	4 次	5 次以上	
7. 从入睡到早起一般需要起床排尿几次?	0	1	2	3	4	5	
症状计分的总评分：							

【心理社会评估】

癃闭患者可能会伴睡眠障碍、焦虑抑郁情绪，应早期了解患者心理状态。应特别注意对精神心理、睡眠状态和社会支持情况的评估，了解患者及家属对疾病过程、治疗方法、治疗效果、可能发生并发症的认知程度及所产生的心理反应，分析判断心理异常和癃闭的因果关系。使患者充分认识到良好的心理状态和睡眠对缓解癃闭症状的重要性。存在严重精神心理异常的患者应转至精神心理科接受专科治疗。可采用生存质量测定量表（QOL–BREF）进行综合评估。

三、辨证分型

【辨证论治】

（一）辨证要点

1. 辨病之虚实 实证当辨湿热、肺热、肝郁、浊瘀之偏盛；虚证当辨脾、肾虚衰之不同，阴阳亏虚之不同。

2. 辨病之缓急轻重 水蓄膀胱，小便闭塞不通者病急；小便量少，但点滴能出，无水蓄膀胱者病缓。由“癃”转“闭”，为病情加重；由“闭”转“癃”，为病情减轻。

（二）治疗原则

“六腑以通为用”“以通为补”，故通利是治疗癃闭的基本原则。但通利之法又因证候的虚实而各异。一般而言，实证常宜清湿热、散瘀结、利气机而通水道；虚证则宜补脾肾、助气化、通补结合，以使气化得行，小便自通。同时还应审因论治，理法方药统一，不可滥用通利小便之品。

【证候要点】

1. 膀胱湿热证 小便点滴不通，或量极少而短赤灼热，小腹胀满，口苦口黏，或口渴不欲饮，或大便不畅，舌质红，苔薄黄，脉数。

2. 肺热壅盛证 小便不畅或点滴不通，咽干，烦渴欲饮，呼吸急促，或有咳嗽，舌红，苔薄黄，脉数。

3. 肝郁气滞证 小便不通或通而不爽，情志抑郁，或多烦善怒，胁腹胀满，舌红，苔薄黄，脉弦。

4. 浊瘀阻塞证 小便点滴而下，或尿如细线，甚则阻塞不通，小腹胀满疼痛，舌暗紫，或有瘀点，脉涩。

5. 脾气不升证 小腹坠胀，时欲小便而不得出，或量少而不畅，神疲乏力，食欲不振，气短声低，舌质淡，苔薄，脉细弱。

6. 肾阳衰惫证 小便不通或点滴不爽，排出无力，面色㿠白，神气怯弱，畏寒肢冷，腰膝酸软无力，舌淡胖，苔薄白，脉沉细或弱。

7. 肾阴亏耗证 小便欲解不得，虽屡出而量极少，咽干心烦，手足心热，腰膝酸痛，耳聋，遗精，舌红少津，脉细数。

四、护理措施

【一般护理】

1. 病情较急或尿闭者，卧床休息，轻者可适当活动，但不宜过劳。

2. 让患者听流水声或用温水冲洗会阴部，以诱导排尿。

3. 经服药、针灸及诱导无效者，遵医嘱给予导尿术，必要时留置尿管。

4. 病情观察，做好护理记录。

（1）观察排尿的难易、尿色及量，有无结石，必要时留标本送检。

（2）尿潴留在 6 小时以上，经诱导、针刺无效者，报告医师，并配合处理。

（3）腹胀、呕恶、心悸、气促、抽搐、神昏时，报告医师，并配合处理。

【临症施护】

（一）尿频、夜尿增多、尿急

1. 观察患者排尿次数，尿液量、色、性状。

2. 积极治疗糖尿病，保持血糖接近正常水平，这是预防尿路感染的主要手段。

3. 饮食有节：不食油腻、辛辣食物，多食蔬菜水果。

4. 适当增加饮水量以冲洗尿路。有尿时及时排空。

5. 加强体育锻炼，增强体质，一旦感染，急性期卧床休息。恢复期参加适度的体力活动，避免体质虚弱，但不宜过劳。

6. 遵医嘱给予耳穴贴压，常选用肾、膀胱、输尿管、三焦、外生殖器等穴位，并嘱患者按压前 20 分钟，饮水 250 ～ 500mL，并增加活动量。

（二）排尿困难

1. 观察患者排尿难易程度，尿色、量，有无尿痛。

2. 诱导患者排尿，让患者听水声，或用温开水冲洗会阴。

3. 加强情志护理，减轻患者紧张、忧郁情绪，消除不良因素，如病室内不宜有陌生人，病室不宜喧闹等。

4. 尿潴留 6 小时以上，诱导无效者告知医生，遵医嘱予行导尿术，必要时留置导尿。

5. 留置导尿的患者保持引流通畅，避免引流管受压、扭曲、阻塞。防止逆行感染，定时更换集尿袋，集尿袋位置应低于耻骨联合。

6. 遵医嘱中药口服，中药汤剂少量温服，服药后注意排尿反应。

7. 遵医嘱艾灸，常选用肾俞、膀胱俞、三阴交、阳陵泉等穴位，以减轻排尿困难。

（三）尿不尽、残余尿增多

1. 注意外阴卫生，每日用温开水冲洗外阴。

2. 有尿意时，及时排尿，不要憋尿，每晚临睡前排空膀胱。

3. 多喝开水，增加尿量，排出细菌和毒素，保持尿道清洁。

4. 对膀胱无尿之危症，遵医嘱给予中药灌肠，以从大便排出水毒。

5. 除积极药物治疗外，也可遵医嘱配合穴位按摩，点揉气海、关元、中极、三阴交，揉搓涌泉、肾俞、命门等，以强壮体质、补益肾气、固摄小便。

【健康指导】

（一）生活起居

病室安静整洁，避免噪声等不良刺激，起床或改变体位时动作应缓慢，行走时穿软底防滑鞋，以免发生意外。随季节变化及时加衣添被。注意休息，不可过劳，起居有节，远离床帏。皮肤瘙痒者，应勤剪指甲，勿搔抓皮肤，以免破损感染。恢复期可逐渐增加活动量，增强体质，以不疲劳为度。导尿者保持会阴部清洁，防止继发感染。必要时测量腹围。指导患者养成良好的生活方式，如戒除憋尿不解不良习惯。避免与上呼吸道感染者接触，尽量少去人多的场所，预防交叉感染。

（二）饮食指导

1. 膀胱湿热 宜食滑利、渗湿之品，如赤小豆粥、冬瓜汤、车前草煎汤代茶饮。

2. 肺热壅盛 忌辛辣刺激性食品，可多食西瓜汁、绿豆汤、秋梨白藕汁等；鼓励多饮水。

3. 肝郁气滞 宜食用疏肝理气之品，如佛手、橘皮等。

4. 浊瘀阻塞 保证充足水分，保持每日尿量在2500mL以上，可用金钱草煎汤代茶饮。

5. 脾气不升 应予健脾益气之品，如黄芪粥、山药等。

6. 肾阳衰惫 予温补之品，如芡实茯苓粥、当归羊肉汤等。

7. 肾阴亏耗 予养阴清热之品，如黑豆粥或补髓汤等。

（三）情志调理

避免忧思积虑和劳累过度等复发因素。肝郁气滞者多因病情急而痛苦，难以名状而紧张不安，更加重病情，应当加强情志护理，避免不良刺激，抑郁者应疏导其情绪，善怒者稳定其情绪。配合内养功、放松功，保持恬淡的心境，通过听音乐、读书、看报等方法移情易性，解除思想顾虑。

（四）用药护理

中药汤剂以温热服用为宜，一般药物遵医嘱按时按量服用。气血亏虚者中药宜温服；虚证患者服用补益药宜早晚温服；肾阳衰者汤药宜久煎温服。注意观察服药后排尿情况，做好记录。大便燥结时，可泄热通便，必要时中药灌肠或中药结肠透析，注意观察大便次数。浊瘀阻塞者避免使用导致砂石结晶的药物。

五、中医特色护理技术

对水蓄膀胱之证内服药缓不济急，可急用导尿、针灸、少腹及会阴部热敷等法，急通小便。

（一）取嚏法

打喷嚏能开肺气、举中气而通下焦之气，是一种简单而有效的通利小便的方法。其方法是用消毒棉签，向鼻中取嚏；或用皂角末 0.3 ～ 0.6g，吹鼻取嚏。

（二）外敷法

取独头蒜头 1 只、栀子 3 枚、盐少许，捣烂，摊纸贴脐部；也可用食盐 250g，炒熟，布包熨脐腹，冷后再炒热敷之，良久可通。

（三）流水诱导法

使患者听到水声，即可有尿意，而随之排出小便。此法适用于情志失调所引起的尿闭。

（四）针灸

实证泻秩边、阴陵泉、三阴交、中极、膀胱俞等穴；虚证补秩边、关元、脾俞、三焦俞、肾俞等穴。

（五）中药灌肠

对膀胱无尿者，遵医嘱可用中药灌肠方，以清热解毒、活血化瘀；脾肾虚弱者，可用各种温热疗法，如艾灸关元、气海、肾俞等穴；肾阳衰者，可用葱白 1500g 切细布包，炒热更替熨脐下；浊瘀阻塞者，可针刺足三里、三阴交、中极、阳陵泉等穴；膀胱湿热者，可予足部中药熏洗，耳穴贴压膀胱、肾等穴，助其排尿。

六、案例分析

【病例资料】

患者，男，56 岁。小便点滴不通 5 年余，刻下症见小便量少而短赤灼热，小腹胀满，大便不畅，尿频量少，夜尿每晚 5 ～ 6 次，舌质红，苔黄腻，脉数。超声检查：前列腺增生Ⅲ度，膀胱残余尿 500mL。

【护理评估】

询问病史：患者有前列腺肥大史，结合 B 超检查提示前列腺增生，膀胱残余尿 500mL。现患者尿量少，夜尿次数多，舌质红，苔黄腻，脉数，属湿热瘀阻于下焦，膀胱气化不利，发为癃闭。

【护理措施】

1. 锻炼身体，增强抵抗力，起居生活要有规律，避免久坐少动。
2. 保持心情舒畅，消除紧张情绪，切忌忧思恼怒。
3. 消除外邪入侵和湿热内生的有关因素，如过食肥甘、辛辣、醇酒，或忍尿及避免纵欲过度等。
4. 遵医嘱于肾、膀胱、输尿管、三焦等穴进行耳穴贴压。
5. 遵医嘱予穴位按摩，点揉气海、关元、三阴交，揉搓涌泉、肾俞、命门等。

6. 护治法则：清热利湿，通利小便。治疗代表方：八正散加减。

【护理转归】

患者足肿退净，水湿得泄故也，尿量多，色淡黄。超声检查：膀胱积水已消，下焦湿热已得净化，患者已无自觉症状。

第十六章 消渴

学习目标

识记

1. 消渴的定义。
2. 消渴的临床表现。

理解

1. 消渴常见的病因病机。
2. 上消、中消与下消的临床特点。
3. 消渴的评估要点。

应用

结合临床情境，做出消渴正确的中医护理评估，采用合理的中医护理措施和特色护理技术。

一、概述

【定义】

消渴是由于先天禀赋不足，复因饮食不节、情志失调等导致机体阴虚燥热，出现多饮、多食、多尿、形体消瘦为主要临床表现的病症。临床表现简称“三多一少”，根据“三多”表现的主次，有上、中、下三消之分。在《黄帝内经》中称其为“消瘅”。口渴引饮为上消；善食易饥为中消；饮一溲一为下消，统称消渴（三消）。饮食不节、情志失调、房劳伤肾、禀赋不足或过服温燥之品是引起消渴的常见病因，肺、胃、肾传导失职是其基本病机。

西医学的糖尿病、尿崩症等疾病，以口渴、多尿、善饥、消瘦为主要表现者，可参考本病症辨证施护。

【临床表现】

消渴主要临床表现为口渴多饮，多食易饥，形体消瘦，尿多或尿有甜味等。初起“三多”症状可不明显。症状明显时口渴多饮，每日总尿量 3 ～ 5L 或以上，食欲亢进，体重减轻，面容憔悴，神疲乏力，皮肤瘙痒，可有四肢麻木酸痛、腰酸、性欲减退、男子阳痿、女子月经失调，以及视力减退、腹泻等症。消渴日久不愈，常可并发多种兼症，表现为疮疡痈疽，或生于下肢或发于背部；或视物不清、内障、雀目、耳聋等；或四肢骨节烦疼、手足偏废；或肺痿劳嗽；或头痛剧烈、腹痛呕吐、呼吸深长，有烂苹果样气味等。

消渴主要临床特征分上、中、下三消。上消以肺热津伤证为主，表现为口渴多饮，口舌干燥，尿频量多，烦热多汗，舌边尖红，苔薄黄，脉洪数。中消以胃热炽盛和气阴亏虚为主，其中胃热炽盛表现为多食易饥，口渴，尿多，形体消瘦，大便干燥，苔黄，脉滑实有力。气阴亏虚表现为口渴引饮，能食与便溏并见，或饮食减少，精神不振，四肢乏力，舌淡红，苔白而干，脉弱。下消以肾阴亏虚和阴阳两虚为主，肾阴亏虚主要表现为小便频数，混浊如膏，甚至饮一溲一，面容憔悴，耳轮干枯，腰膝酸软，四肢欠温，畏寒肢冷，阳痿或月经不调，舌苔淡白而干，脉沉细无力。

【病因病机】

1. 禀赋不足 先天禀赋不足，五脏虚弱，元精不足，气血虚弱，终至精亏液竭而发为消渴。其中阴虚体质者肾阴亏虚，水竭火烈，上燔心肺，则烦渴多饮，中灼脾胃则胃热消谷。肾失濡养，开阖固摄失权，则水谷精微直趋下泄，随小便排出体外，故尿多甜味。

2. 饮食失节 长期过食肥甘、辛辣香燥之品或饮酒无度，火热内积，损伤脾胃，致使脾胃运化失职，积热内蕴，五脏干燥，津伤液涸，发为消渴。胃火炽盛，脾阴不足，则口渴多饮，多食易饥；脾虚不能转输水谷精微，下流入小便，则小便味甘；水谷精微不能濡养四肢肌肉，则日渐消瘦。

3. 情志失调 长期过度的情志刺激，如肝气郁结，不得疏泄，或劳心竭虑，营谋强思等郁久化火，消灼阴津而发为消渴。若木火刑金，燥热伤肺，则津液不能敷布而口渴多饮；津液直趋下行，随小便排出体外，则小便频数量多。

4. 劳欲过度 房事过度或房事不节，劳伤过度，肾精损耗，虚火内盛，致使“虚阳暴悍，肾水燥涸”，无以上润于心肺，故内外消铄，终致肾虚、肺燥、胃热俱现，发为消渴。

消渴的病机主要在于阴津亏损，燥热偏盛，而以阴虚为本，燥热为标。两者互为因果，阴愈虚则燥热愈盛，燥热愈盛则阴愈虚。病变的脏腑主要在肺、胃、肾，尤以肾为关键。三脏之中，虽有所偏重，但往往又互相影响。

二、护理评估

【现病史及诊断评估】

消渴根据程度的轻重不同，有上、中、下三消之分，及肺燥、胃热、肾虚之别，故应详细了解病史（饮水量、饮食量、尿量及气味、体重情况及伴随症状等）。由于本病症的发生与禀赋不足有较为密切的关系，故有消渴家族史者可以作为诊断参考。

【病因/诱因评估】

评估患者有无导致消渴的相关病因，如是否存在嗜食肥甘厚味、辛辣香燥、过度饮酒等不良饮食习惯；是否长期存在郁怒、忧思等不良的情志刺激因素；是否存在过度劳累、房事不节等。通过评估患者是否具有这些消渴相关因素以便于查找对应病因，指导对症护理。

【症状评估】

消渴根据其程度的轻重不同，有上、中、下三消之分，及肺燥、胃热、肾虚之别。通常以肺燥为主，多饮症状较为突出，表现为口渴多饮，口干舌燥，尿频量多称为上消；以胃热为主，多食症状较为突出，表现为多食善饥，形体消瘦，大便秘结，称为中消；以肾虚为主，多尿症状较为突出者，表现为尿频量多，状如膏脂或有甜味，口干多饮，五心烦热，腰酸软头昏无力，称为下消。

【心理社会评估】

消渴患者常伴睡眠障碍、焦虑抑郁情绪，应早期了解患者心理状态。应特别注意对精神心理、睡眠状态和社会支持情况的评估，分析判断心理异常和消渴的因果关系。使患者充分认识到良好的心理状态和睡眠对缓解消渴症状的重要性。

三、辨证分型

【辨证要点】

消渴根据其程度的轻重不同，有上、中、下三消之分，以及肺燥、胃热、肾虚之别。因此首先要评估消渴症状的严重程度。消渴容易发生多种并发症，应在治疗本病的同时，积极治疗并发症。

【证候分型】

（一）上消

肺热津伤证　口渴多饮，口舌干燥，尿频量多，烦热多汗，舌边尖红，苔薄黄，脉洪数。

（二）中消

1. 胃热炽盛证　多食易饥，口渴，尿多，形体消瘦，大便干燥，苔黄，脉滑实有力。

2. 气阴亏虚证　口渴引饮，能食与便溏并见，或饮食减少，精神不振，四肢乏力，体瘦，舌质淡红，苔白而干，脉弱。

（三）下消

1. 肾阴亏虚证 尿频量多，浑浊如脂膏，或尿甜，腰膝酸软，乏力，头晕耳鸣，口干唇燥，皮肤干燥，瘙痒，舌红苔少，脉细数。

2. 阴阳两虚证 小便频数，浑浊如膏，甚至饮一溲一，面容憔悴，耳轮干枯，腰膝酸软，四肢欠温，畏寒肢冷，阳痿或月经不调，舌苔淡白而干，脉沉细无力。

四、护理措施

【一般护理】

1. 病情观察。注意观察饮水量、进食量及种类、尿量，以及体重等的变化，并做好记录。定期监测血糖、尿比重、尿糖、糖化血红蛋白及各项生化指标。

2. 密切观察有无低血糖反应，若患者出现心悸、头晕、汗出过多、面色苍白、饥饿、软弱无力、视力模糊等症状应立即进食高糖食物，如糖水、糖块等。

3. 注意观察其他并发症的早期征象，有无头晕、气喘、心悸、胸前区憋闷疼痛、手足麻木疼痛、视物模糊不清、皮肤瘙痒、疮疡等，若见烦渴、头痛呕吐、呼吸深快、烦躁不安、口中有烂苹果气味应考虑酮症酸中毒，若见四肢麻木应考虑周围神经病变。

4. 病室环境整洁、空气清新。衣着宽松，寒暖有节。保持口腔、皮肤、足部、会阴清洁卫生。做好足部自查。

5. 做好患者血糖监测、其他危险因素及并发症监测。

6. 根据患者 BMI 制订合理饮食计划。指导患者定时定量进食，避免随意添加食物，忌食油腻、甜食、辛辣，戒烟酒等。

7. 使用口服降糖药及胰岛素治疗时，注意给药时间、剂量要准确，指导按时进餐，并加强巡视。

【临症施护】

（一）口渴多饮

1. 观察口渴程度、饮水量，记录 24 小时出入量。

2. 中医护理技术可采用耳穴贴压、穴位贴敷等。耳穴贴压法取脾、胰、内分泌、交感等穴；穴位贴敷取三阴交、足三里、阴陵泉、涌泉等穴。

（二）多食善饥

1. 督促患者严格执行营养师制订的饮食计划，遵医嘱进食。

2. 观察体重变化，每周测量 1 次，并做好记录。

3. 中医护理技术可采用耳穴贴压法、艾灸等。耳穴贴压丸法取胃、小肠、肝、内分泌等穴；灸法（隔姜灸）取中脘、关元等穴。

（三）尿量增多

1. 观察排尿次数、尿量及尿色，嘱患者睡前少饮水。

2. 中医护理技术可采用艾灸，取气海、关元等穴。

（四）倦怠乏力

1. 起居有常，避免劳累，病情稳定者可适量运动，循序渐进。

2. 中医护理技术可采用艾灸、穴位贴敷等。艾灸取足三里、关元、气海等穴；穴位贴敷取肾俞、脾俞、足三里等穴。

（五）肢体麻木、疼痛、肢冷

1. 观察麻木肿痛肢体皮肤的温度、疼痛性质及关节有无畸形和活动是否受限。

2. 中医护理技术可采用中药泡洗法、穴位按摩法、穴位贴敷、耳穴贴压法等。穴位按摩法取足三里、阳陵泉、三阴交、涌泉等穴；穴位贴敷取涌泉穴等；耳穴贴压法取皮质下、内分泌、脾、足等穴。

（六）视物模糊

1. 注意视力变化，定期检查眼底，减少阅读、看电视及使用电脑，宜闭目养神，饮用菊花茶或银杞明目汤等。

2. 遵医嘱予珍珠明目液滴眼或中药眼部雾化以改善症状。

3. 评估跌倒高危因素，落实安全措施。

4. 中医护理技术可采用穴位按摩法，取睛明、四白、丝竹空等穴。

（七）皮肤瘙痒

1. 洗澡忌烫洗及用刺激性强的皂液，洗后涂抹润肤露，穿棉质内衣；修剪指（趾）甲，避免搔抓；瘙痒甚者，遵医嘱予清热燥湿洗剂，亦可涂维生素乳膏防止皮肤干燥。

2. 饮食宜清淡，少食辛辣油腻及海鲜制品。

（八）腰膝酸软

1. 做八段锦“双手攀足固肾腰”动作。

2. 中医护理技术可采用超声药物透入治疗、穴位按摩法、艾灸、耳穴贴压法等。超声药物透入治疗取肾俞穴；穴位按摩法取气海、关元、涌泉等穴；艾灸取肾俞、关元、气海、三阴交等穴；耳穴贴压法取皮质下、内分泌、肾、胰等穴。

【健康指导】

（一）生活起居护理

注意劳逸结合，生命在于运动，运动是治疗消渴的主要方法，运动于饭后半小时进行，每天 1 次，每次至少半小时，散步是首选运动。注意个人卫生，保持皮肤清洁，特别注意臀部及会阴部清洁干燥，勤换内衣裤，衣物以棉质为佳，讲究足部保健。积极预防感染，每天检查足部情况，如有水疱、鸡眼、皮裂、甲沟炎等应及时处理，每天用温水认真洗脚，用柔软的毛巾擦干。

（二）情志护理

避免精神创伤和过度劳累，消渴的发展过程中不仅受心理因素影响，而且由于病程长，迁延不愈，可能出现各种并发症，往往直接影响患者的性格和精神状态。患者可能出现不同程度的忧虑、急躁、苦恼，对治疗失去信心，因此应重视心理调护，做好对患者的解释工作，解除其思想顾虑使其保持最佳心理状态，嘱其平时多沐浴阳光，听音乐，适当参加娱乐活动。为患者生活增添乐趣，稳定情绪，有利于消渴患者的康复。

（三）给药护理

中药宜按时服用，汤剂宜温服，服药时间以饭后半小时为宜。使用口服降糖药及胰岛素治疗时，注意给药时间、剂量要准确，指导患者按时进餐，并加强巡视。患者若出现面色苍白、头晕、无力、汗出、心悸、烦躁、饥饿感等低血糖症状时，告知医生，及时处理。使用口服降糖药物及胰岛素治疗时，注意给药时间、剂量要准确，指导按时进餐，并加强巡视。患者如出现面色苍白、头晕、软弱乏力、心悸、饥饿感、抽搐、烦躁等低血糖症状，应告知医生，及时处理。

（四）饮食护理

控制饮食是治疗本病的关键，嘱患者必须定量饮食，控制总热量，有合并症的如肾病、高血压、冠心病等饮食中脂肪、蛋白质应减少，可选用瘦肉、鸡蛋、鱼、虾等，伴高血压及肥胖者饮食中限制钠盐，患者全天主食量分配时，为避免血糖骤然升高，强调少食多餐，对于病情稳定者至少保证三餐：早餐五分之一，中餐五分之二，或早、中、晚各三分之一。对注射胰岛素或口服降糖药病情不稳定的患者，每日须进 5 ～ 6 餐，注射胰岛素的患者常常在上午 9 ～ 10 点，下午 3 ～ 4 点及睡前加餐，有利于控制血糖及尿糖。

一般饮食原则，根据身高、体重、年龄、体力活动强度，计算每日总热量，合理分配餐次。碳水化合物占总能量的 50% ～ 60%，蛋白质占总能量的 15% ～ 20%，脂肪占总能量 20% ～ 30%，饱和脂肪酸的摄入量不超过饮食总能量的 10%；不宜摄入反式脂肪酸；胆固醇摄入量＜ 300mg/d；食盐摄入量限制在 6g/d 以内，伴有高血压、水肿者每日摄入盐量不超过 2g；少食坚果类、油炸类食物及甜食；平衡膳食，定时定量进餐。

1. 肺热津伤证宜食开郁清热之品，如苦瓜、黄瓜、丝瓜、芹菜、莲子、银耳等。

2. 胃热炽盛证宜清利胃肠实热之品，如芦荟、马齿苋、苦瓜、冬瓜、荞麦。

3. 气阴亏虚证宜食益气养阴之品，如瘦肉、蛋类、鱼肉、山药等。

4. 肾阴亏虚证宜食滋养肾阴之品，如桑椹、黑豆、黑芝麻、枸杞子。

5. 阴阳两虚证宜食温益肾阳、补肾滋阴之品，如牛肉、羊肉、虾仁、韭菜、猪胰、干姜、黑豆、黑芝麻等。

（五）康复期指导

1. 告知患者生活中保持情志平和，养成规律的起居习惯，讲解本病并发症的表现，如眼部病变、足部感染等，以便及时发现及时处理。

2. 日常生活中勤洗手、理发、修剪指甲，内衣、鞋袜应柔软宽松。趾端保暖，定期复查，随身携带糖尿病治疗卡，以便发生低血糖时可采用急救措施，根据患者具体情况选择运动方式，以不感到疲劳为宜。

五、中医特色护理技术

（一）穴位贴敷

临床上根据患者病症将所用中药制剂研磨成粉末，根据成分及患者病情特点选择黄酒、蜂蜜或姜汁调和成糊状，取一角硬币大小的药物放置于穴位贴敷固定用的胶布中。

根据患者辨证分型，遵医嘱予相关穴位进行穴位贴敷治疗。主要通过药物透皮吸收直接刺激穴位，常用主穴为肺俞、肾俞、大椎、神阙、足三里、涌泉穴，每日1次，时间为两小时，取下后用清水擦净残余药物。注意关注局部皮肤情况，出现红疹、水疱等过敏情况应立即停用。①肺热津伤证：口渴多饮宜选择大椎、双肺俞。②胃热炽盛证：大便干结宜选择神阙。③气阴亏虚证：肢体乏力宜选择足三里、涌泉。④阴阳两虚证：腰膝酸软宜选择肾俞、腰阳关。

（二）耳穴贴压

消渴常用主穴为内分泌、皮质下、三焦。口干多饮加脾、胰；多食易饥加饥点；肢体麻木加脾、足；腰膝酸软加肾、足。

（三）中药泡洗

本法适用于下肢麻、凉、痛者，遵医嘱选用活血通络止痛之剂。水温以37～40℃为宜，时间为20～30分钟，严防烫伤。

（四）艾灸

本法适用于阳虚者，遵医嘱取肺俞、脾俞、大椎、神阙、足三里、关元等穴，每穴施灸10～20分钟，每日或隔日1次，6～12次为1个疗程。

（五）穴位按摩

消渴可取足三里、阳陵泉、三阴交、涌泉等穴进行穴位按摩。

六、案例分析

【病例资料】

患者张某，女，60岁，自述倦怠乏力，视物模糊，口干多饮，肢体麻木发凉，餐后血糖15.3mmol/L，偶有心悸、汗出，夜尿每晚4～5次，大便每日1行，纳可，眠可，舌淡苔白腻，脉弦滑。

【护理评估】

询问病史：患者血糖升高10余年，控制在空腹6～8mmol/L之间，餐后10～15mmol/L之间，胰岛素降糖，3个月前自行增加胰岛素用量。于1个月前出现肢体麻木，时有心悸、汗出，测血糖3.8mmol/L。

【护理措施】

1. 按时监测血糖，了解患者饮食结构，密切关注血糖变化，防止低血糖发生。
2. 加强健康教育，重点讲解胰岛素相关知识。
3. 根据患者身高、体重情况予计算每日热量，制订合理饮食食谱。
4. 遵医嘱于内分泌、交感、肾、脾、胰、胃、三焦等穴进行耳穴贴压。
5. 遵医嘱于足三里、阴陵泉进行穴位注射，以改善下肢麻木症状。

【护理转归】

患者于住院第 3 日起，未出现低血糖症状，餐后血糖控制于 8 ～ 10mmol/L。

拓展学习

中华医学会糖尿病学分会 2021 年 4 月正式发布《中国 2 型糖尿病防治指南（2020 版）》，新版指南对糖尿病诊断、治疗路径等多方面进行了重要更新。其中，最重要的变化是首次将糖化血红蛋白（HbA1c）纳入诊断标准。

第十七章 水肿

学习目标

识记

1. 水肿的定义。
2. 水肿的临床表现。

理解

1. 水肿常见的病因病机。
2. 阳水与阴水的临床特点。
3. 水肿的评估要点。

应用

结合临床情境，做出水肿正确的中医护理评估，采用合理的中医护理措施和特色护理技术。

一、概述

【定义】

水肿是指体内水液潴留，泛滥肌肤，导致头面、眼睑、四肢、腹背，甚至全身浮肿为临床特征的病症。

【临床表现】

水肿初起多从眼睑或下肢足部开始，继则延及头面、四肢、腹背，甚者肿遍全身。轻者仅眼睑、头面、足胫轻微浮肿，重者全身上下皆肿，肿处皮肤绷紧光亮，按之凹陷即起，或皮肤灰暗松弛，按之凹陷不易恢复，甚则按之如泥。水肿明显较重者，可伴有胸腹水而见腹部膨胀，胸闷、憋气、心悸，气喘不能平卧，脐突等临床表现。

【病因病机】

因外感风寒湿热之邪，水湿浸渍，疮毒浸淫，饮食劳倦，久病体虚等导致脏腑功能失调，三焦决渎失司，膀胱气化不利，体内水液潴留，泛滥肌肤，即可发为水肿。

本病的病位在肺、脾、肾三脏，与心、三焦有密切关系。基本病机是肺失宣降通调，脾失转输，肾失开阖，膀胱气化失常，三焦通行不畅，导致体内水液潴留，泛滥肌肤。病理因素为风邪、疮毒、水湿、瘀血。

二、护理评估

【现病史及诊断评估】

水肿多为临床症状，可见于多系统临床疾病。故应该详细了解症状的发生、发展、病情变化，有无伴随其他系统的临床症状。本症状可见于临床急危重症，护理需要评估病情。

【病因 / 诱因评估】

导致水肿的原因很多，很多疾病均可引起水肿，包括心源性水肿、肾源性水肿、肝源性水肿、营养不良性水肿、黏液性水肿、经前期紧张综合征、药物性水肿、特发性水肿等。《实用内科学》（第 13 版）汇总了水肿常见病因与相关因素。因此，通过评估患者是否具有水肿相关因素便于查找对应病因，指导对症护理。

【症状评估】

全身性水肿患者可因体内液体潴留而导致体重增加，常伴尿量减少。水肿严重时，因心脏的容量负荷增加，患者脉搏增快、血压升高，重者可发生急性肺水肿。大量胸、腹腔积液时，患者可出现胸闷、呼吸困难，加上严重的肢体水肿日常活动常受限制。长期水肿使水肿区域组织、细胞营养不良，对感染的抵抗力下降，容易发生皮肤破溃和继发感染，且伤口不易愈合。

【心理社会评估】

水肿患者常伴烦躁不安、焦虑抑郁情绪，应早期了解患者心理状态。应特别注意对饮食习惯、生活习惯、用药习惯、精神心理、睡眠状态和社会支持情况的评估，分析判断心理异常和水肿的因果关系，使患者充分认识到良好的心理状态对水肿治疗的重要性。存在严重精神心理异常的患者应转至精神心理科接受专科治疗。

三、辨证分型

【辨证要点】

水肿的辨证以阴阳为纲，分清寒热虚实，根据病因、病变脏腑、发病特点、水肿部位及症状等辨为阳水、阴水。阳水多因风邪、疮毒、水湿侵袭而致，发病较急、病程短，肿势由头面部开始，从上而下，继及全身，肿处皮肤绷紧光亮，按之凹陷即起，所属脏腑多为肺、脾功能失调，多属表、属实；阴水多因饮食、劳倦等而致，发病缓慢，病程较长，肿势由足踝开始，自下而上，继及全身，肿处皮肤松弛、萎黄、灰滞，按之凹陷不易恢复，甚则按之如泥，所属脏腑多为脾肾亏虚，水液代谢失调，久病可及心、肝，多属里、属虚。但阳水病久，可由实转虚，形成阴水；阴水复感外邪而致水肿加剧，则可转为阳水，但属本虚标实。

【证候分型】

（一）阳水

1. 风水泛滥证 初起眼睑浮肿，继则四肢及全身皆肿，发病迅速，多有恶寒发热，肢节酸痛，小便短少等症。偏于风热者，伴咽喉红肿疼痛，口渴，舌质红，脉浮滑数。偏于风寒者，兼恶寒无汗，头痛，咳喘，舌苔薄白，脉浮滑或浮紧。

2. 湿毒浸淫证 身发疮痍，甚则溃烂，眼睑浮肿，延及全身，尿少色赤，恶风发热，舌质红，苔薄黄或黄腻，脉浮数或滑数。

3. 水湿浸渍证 全身水肿，下肢尤甚，按之凹陷可恢复，小便短少，身体困重，胸闷腹胀，眩晕恶心，纳呆，苔白腻，脉沉缓。

4. 湿热壅盛证 遍体浮肿，皮肤绷紧光亮，胸脘痞闷，烦热口渴，小便短赤，或大便干结，舌红，苔黄腻，脉沉数或濡数。

（二）阴水

1. 脾阳虚衰证 身肿，腰以下为甚，按之凹陷不易恢复，脘腹胀闷，纳差便溏，面色不华，神倦肢冷，小便短少，舌质淡，苔白腻或白滑，脉沉缓或沉弱。

2. 肾阳衰微证 面浮身肿，腰以下为甚，按之凹陷不起，心悸喘促，腰酸冷痛，尿量减少或反多，四肢厥冷，畏寒神疲，舌质淡胖，苔白，脉沉细或沉迟无力。

3. 瘀水互结证 水肿延久不退，肿势轻重不一，四肢或全身浮肿，以下肢为主，腰部刺痛，或伴血尿，肌肤甲错，舌紫暗，苔白，脉沉细涩。

四、护理措施

【一般护理】

1. 观察患者水肿部位、特点、皮肤及二便情况，监测血压，准确记录24小时出入量及水肿的消长情况，定时测体重，必要时测量腹围、腿围。

2. 注意观察患者病情变化，若患者出现神志改变，如出现表情淡漠、胸闷气急、疲乏无力等症状时，及时报告医生给予对症处理。

3. 病室要注意通风，环境舒适、整洁、温湿度适宜。

4. 指导患者注意休息，勿劳累，取舒适体位，下肢水肿可适当抬高患肢30～45度，阴囊水肿可用阴囊托托起，头面部水肿可适当垫高枕头，胸腹腔积液者取半卧位，长期卧床及高度水肿患者需定时更换体位，防止压疮发生。

5. 保证皮肤的清洁、干燥，防止破溃，注意个人卫生，防止感染。

【临症施护】

1. 水肿导致心衰者，应注意休息，给予氧气吸入，采取半卧位，限制液体摄入，配合医生对症处理。

2. 严重水肿患者皮肤极易发生破溃，应注意皮肤护理。被褥、衣着应柔软，清洁皮肤时动作要轻柔。进行注射时应尽量避开水肿部位或将水肿皮肤推向一侧再行注射，注射后及时按压，防止注射处皮肤流水不止，造成感染。

3. 阳水兼热患者，应多食蔬菜及含粗纤维的食物，以免大便干结，必要时指导患者正确使用缓泻药，但切忌用药过猛。

【健康指导】

（一）生活起居护理

1. 起居有常，作息规律，劳逸适度，顺应四时阴阳变化，水肿严重时应卧床休息，轻度水肿可适当运动，应以不疲劳为度。

2. 保证充足的睡眠，嘱患者避风寒，以免外感邪气。

3. 保持口腔、皮肤、会阴清洁，防止感染，衣服应宽松柔软。长期卧床患者，应定时改变体位，防止压疮发生。

4. 病室应保持整洁、安静，温度、湿度要适宜，室内注意开窗通风，定期消毒，保持物品的清洁，减少探视，避免交叉感染。

（二）给药护理

1. 合理安排用药的时间，攻下逐水剂和利尿剂不宜在晚间使用，以免影响睡眠。

2. 要注意观察用药后反应，监测血压及尿量，定时检测血钾、血钠等，注意有无电解质紊乱。

3. 湿毒上泛出现恶心呕吐者，汤剂宜浓煎并少量多次进服，可于服药前滴几滴生姜汁于舌上止呕或针刺内关、足三里等穴止呕。

4. 祛风宣肺中药宜热服，服后盖被发汗，用药后应观察患者有无汗出，尿量是否增加，及时更换衣物以免着凉。

（三）饮食护理

饮食原则为低盐或无盐饮食且清淡、易消化、保证充足的热量供给。少食产气食物，忌食肥甘厚味、硬固粗糙、辛辣刺激等食物，宜食化气利水的食品，如冬瓜、玉米须、薏苡仁、绿豆等。限制钠盐摄入，水肿严重者给予无盐饮食，肿势渐退后，应给予低盐饮食（2～3g/d）。少食富含饱和脂肪酸的饮食，控制饮水量，饮水量视尿量而定，一般以前一天小便量加 500mL 为宜，伴有高热、呕吐、泄泻则适当增加入量。肾功能不全的患者要限制蛋白质的摄入，给予优质蛋白如牛奶、鸡蛋，少食植物性蛋白。阳水证者，可给予清热利湿之品。阴水证者，可给予补中益气之品。

1. 风水泛滥 应根据病性之寒热，给予相应食物，偏于风寒者给予温热食物，偏于风热者给予偏平性、凉性食物，以祛风宣肺。可服赤小豆汤、冬瓜汤等利水消肿。禁食辛辣、生冷食品以免伐伤脾胃。给予葱白生姜粥：粳米 50g，葱白段如大拇指粗细 1 段，生姜 3 片（如 1 元硬币大小），煮粳米做粥，临熟加入葱白 1 段、生姜 3 片，仿仲景法，食后盖被取微汗，以宣肺利水。

2. 湿毒浸淫 饮食宜清淡、易消化，忌食肥甘厚味、生冷、辛辣等物，禁烟酒。可用赤豆薏苡仁粥：赤小豆 30g，薏苡仁 50g，粳米 50g，入锅加水 3L，浸泡后同煮，留取 1L，频频服用，并加盖被子，以祛风除邪。

3. 水湿浸渍 急性期饮食应清淡，禁生冷、辛辣刺激食物。恢复期可适当进食肉、蛋、豆类、水果、蔬菜等营养丰富之品。禁饮酒，以防伤脾。可食鲫鱼冬瓜皮汤，鲫鱼 1 条，冬瓜皮 100g，同煮，食鱼饮汤，以健脾利水。

4. 湿热壅盛 宜食清淡、容易消化的食物。禁食油腻、烧烤、辛辣等刺激性食品，忌饮酒，以防止湿热难除。可用冬瓜赤豆粥，取冬瓜 50g、粳米 50g、赤豆 50g，煮粥服食，以清热利水。

5. 脾阳虚衰 给予低盐或无盐饮食，饮食宜清淡，少食多餐，勿过饱。防止饮食不节，脾胃更伤，代谢水液功能下降，导致水肿加重。薏苡仁桂枝粥：薏苡仁 30g，粳米 50g，桂枝 10g，加水煮粥，可用适量白糖调味，有健脾除湿、利水消肿作用。

6. 肾阳衰微 饮食宜温热、易消化、营养丰富。严重水肿者应给予无盐饮食，控制蛋白质的摄入。可用黑豆鲤鱼汤，鲤鱼 1 条，与黑豆适量同煮，食鱼饮汤，以温肾助阳，行气化水。

（四）情志护理

情志护理是指在护理工作中，及时观察和掌握患者的情志心理变化，采用一些必要手段消除不良情绪的影响，使患者处于最佳情绪状态，以利于疾病的康复。

部分患者因为慢性疾病导致水肿缠绵反复，迁延不愈，加之缺乏疾病相关知识，出现焦虑、烦躁、悲观、失望心理，拒绝配合治疗护理，护理人员应在治疗操作前向患者耐心讲解，告知治疗操作的必要性，使患者能正确认识疾病，指导家属给予必要的心理支持，多关心、照顾、安慰患者，使患者增强治疗疾病的信心，消除担忧焦虑等不良情绪。常用的情志护理方法如下。

1. 情志感染法 新发水肿的患者面对疾病和陌生的医疗环境，会产生一定的紧张、焦虑情绪，护理人员要帮助患者尽快熟悉医院环境，通过自身的热情、良好情绪和态度、亲切的笑容等非语言行为感染影响患者，使患者能稳定情绪，积极主动配合治疗护理。

2. 开导解惑法 针对来自不同阶层的患者，结合患者自身情况，对其所患水肿的病因、性质、疾病的发展和预后进行讲解，让患者对自身疾病有一定的了解，能够正确地认识和对待疾病。要耐心地为患者解答心中对疾病的疑惑，应用专业和科普相结合的语言开导或用其他方法解除患者心中疾苦，增加患者战胜疾病信心。

3. 情志转移法 一些患者在初发水肿时，出现精神紧张，过度担心病情发展，加之有些水肿症状缠绵反复，迁延不愈，继而出现恐惧，过度担心，使病情加重。在住院期间，多与患者沟通，了解患者喜好，安排一些患者感兴趣的活动，如读书、打太极拳、疾病科普讲堂、疾病健康家园等，调适情志，使患者转移注意力，也可以通过病室间病友的交流、分享，帮助患者尽早摆脱消极情绪。

五、中医特色护理技术

（一）穴位贴敷

1. 风水泛滥证 选取肺俞、脾俞、曲池、水道等穴，达到宣肺利水的作用。

2. 肾阳衰微证 选取脾俞、肾俞、水道等穴，达到温肾利水的作用。

3. 瘀水互结证 选取膈俞、血海、水道、水分等穴，达到活血通络，利水消肿的作用。

（二）中药泡洗

根据证型选用合适的中药煎汤泡洗，借助药物的作用和药液的温热之力，通过皮肤的吸收、渗透、排泄功能，使人体经脉流畅，腠理疏通，达到利水消肿的作用。浸泡温度为 38 ～ 41℃，时间 30 分钟，每日 1 次。如皮肤有破溃者应避免使用。

1. 风水泛滥证 选用宣肺利水中药煎汤泡洗。

2. 湿毒浸淫证和湿热壅盛证 选用清热解毒利水中药煎汤泡洗。

3. 水湿浸渍证 选用健脾利水中药煎汤泡洗，重度水肿者慎用。

4. 脾阳虚衰证 选用温阳益气、健脾利水、行气通络中药煎汤泡洗。

5. 瘀水互结证 选用活血利水中药煎汤泡洗。

（三）穴位按摩

通过按法、点法、推法等特定的手法，作用于选定的穴位上，激发人的经络之气，达到通经活络、调整人体功能、祛邪扶正的作用。

1. 湿毒浸淫证和湿热壅盛证 选取血海、足三里、合谷、水道等穴，达到清热利湿、通经活络的作用。每个穴位施术 1 ～ 2 分钟，宜在患者饭后 1 ～ 2 小时进行。

2. 脾阳虚衰证 选取足三里、三阴交、脾俞、水道等穴，以达到清热利湿、通经活络的作用。每个穴位施术 1 ～ 2 分钟，宜在患者饭后 1 ～ 2 小时进行。

（四）中药熏蒸（洗）

中药熏蒸（洗）法是将 43 ～ 46℃药液倒入容器内，对准熏蒸部位，通过中药热力及药理作用熏蒸患处达到疏通腠理、祛风除湿、清热解毒的一种操作方法。

肾阳衰微证：可熏蒸涌泉、公孙、至阴、内庭等穴，待药液温度降至 38 ～ 40℃时，将足部浸泡于药液中。时间约 20 ～ 30 分钟，每日 1 次。药物、皮肤过敏者慎用。

（五）耳穴贴压

将王不留行籽黏附在 0.7cm×0.7cm 大小的胶布中央，贴于选取的耳部穴位上，给予适度的按、揉、捏、压，使其产生酸、麻、胀、痛等刺激感，以达到治疗目的的一种外治疗法。

水湿浸渍证：选取脾、肾、膀胱、输尿管、三焦、内分泌等穴，通过局部刺激，达到疏通三焦、行气化水的作用。每日按捏 3 ～ 5 次，每次 1 ～ 2 分钟。每 3 日更换 1 次。

（六）中药外敷

水湿浸渍证：采用芒硝贴敷，根据水肿部位选择不同样式的布袋，将芒硝装入特制布袋内，敷于水肿部位，达到消肿的功效。

（七）中药超声透药

中药超声透药是将中药贴附于患者肾区，通过超声波将药物透入肾脏的一种操作方法。

肾阳衰微证：治疗时间30分钟，治疗后取下治疗头，将贴片留置于治疗部位0.5～2小时后去除。皮肤过敏倾向者不保留。

六、案例分析

【病例资料】

患者纪某，女，38岁，眼睑浮肿，双下肢凹陷性水肿，畏寒，肢体倦怠，皮肤瘙痒，急躁易怒，善太息，小便量少。舌质淡，苔白，脉沉。

【护理评估】

询问病史：患者两周前劳累后出现眼睑及双下肢水肿，伴晨起尿中泡沫增多，休息后可减轻。

【护理措施】

1. 嘱患者注意休息，勿劳累，避风寒。
2. 保持皮肤干燥清洁，嘱患者切勿抓挠，以免破溃造成感染。
3. 嘱患者休息时抬高患肢，以减轻水肿。
4. 遵医嘱予中药泡洗利水消肿。
5. 遵医嘱给予肾、膀胱、三焦、内分泌耳穴贴压。
6. 做好情志护理，与患者多沟通交流，讲解疾病相关知识，取得患者配合。

【护理转归】

患者经住院治疗后，眼睑及双下肢水肿明显减轻。

拓展学习

《景岳全书》指出："凡水肿等证，乃肺脾肾三脏相干之病，盖水为至阴，故其本在肾；水化于气，故其标在肺；水唯畏土，故其制在脾。今肺虚则气不化精而化水，脾虚则土不制水而反克，肾虚则水无所主而行。"

第十八章 皮肤溃疡

学习目标

识记

1. 皮肤溃疡的定义。
2. 皮肤溃疡常见证型及临床表现。

理解

1. 皮肤溃疡常见的病因病机。
2. 阳证与阴证的临床特点。
3. 皮肤溃疡的评估要点。

应用

结合临床情境，做出皮肤溃疡正确的中医护理评估，采用合理的中医护理措施和特色护理技术。

一、概述

【定义】

皮肤溃疡是指各种致病因素侵袭人体后引起的局部皮肤组织缺损。

【临床表现】

临床常见为静脉性、动脉性溃疡等类型。

1. 静脉性溃疡 多见于久立、负重或妇女妊娠后发生静脉曲张的患者，以小腿中下1/3足靴区（内外臁）多见，疮面表现为漫肿、渗出、湿疹、糜烂，疮内肉芽色暗，或附脓苔，脓水稀薄秽臭，病久疮缘如穿凿，周边皮肤暗黑，反复发作。

2. 动脉性溃疡 下肢发凉、麻木，可表现为间歇性跛行或静息疼痛，皮色苍白或紫暗，皮温低，肢端动脉搏动减弱或消失，溃疡多位于肢端，疮内干燥，肉芽不生，或见黑色坏死筋膜，脓液稀少，或疮内肉芽不鲜，渗出稀薄。严重者肢端坏疽，静息疼痛剧烈。

【病因病机】

皮肤溃疡的致病因素多由外感六淫、外来伤害、内伤七情所致。皮肤溃疡主要病机为各种致病因素侵袭人体后，影响气血运行，引起局部气血凝滞，营卫不和，经络阻塞，肌肤失养，酿而成疮。

二、护理评估

【现病史及诊断评估】

观察局部症状，包括溃疡的面积、形态、肉芽情况、渗出情况、疮周情况等。诊断时要询问本次发病的原因或诱因、发病过程、疾病的变化，过去的病史、做过的诊断、治疗的经过和效果等。

【病因 / 诱因评估】

导致皮肤溃疡的原因很多，湿热蕴结、寒湿凝滞、痰浊瘀阻、脾虚失运、外伤血脉等因素，致使气血运行不畅，可酝酿成疮。局部皮肤搔抓、碰伤、虫咬、烫伤、湿疮等均可成为本病的诱发因素。

【症状评估】

根据皮肤溃疡的发展与转归，以肉芽红活，坏死、失活组织脱落，渗出物黄稠，疮周皮肤向内生长，视为溃疡将愈；反之，肉芽不鲜，坏死组织不脱，渗出稀薄恶臭，皮肤无向内生长迹象，视为溃疡不愈。

【心理社会评估】

皮肤溃疡患者病情反复、迁延不愈，易出现不同程度的焦虑、抑郁情况，身体的不适感和疼痛感也极易造成患者的不良心理状态。护士应尽早了解患者心理状态，对精神心理、疼痛状态和社会支持情况等进行评估，分析判断心理异常和皮肤溃疡的因果关系，使患者充分认识到良好的心理状态可以提高患者的自愈力，对皮肤溃疡治疗效果至关重要。

三、辨证分型

【辨证要点】

阴阳是八纲辨证的总纲，通过局部症状，辨别阴阳。阳证溃疡多色泽红活鲜润，疮面脓液稠厚黄白，腐肉易脱，新肉易生，疮口易敛，知觉正常；阴证溃疡多疮面色泽灰暗，脓液清稀，或时流血水，腐肉不脱，或新肉不生，疮口经久难敛，疮面不知痛痒。

表 18–1　阴阳辨证要点

	阳证	阴证
皮肤颜色	红赤	苍白或紫暗或皮色不变

续表

	阳证	阴证
皮肤温度	皮温高	皮温较低或不热
脓液质量	脓质稠厚	脓质稀薄
溃疡颜色	肉芽红活润泽	肉芽苍白或紫暗
舌苔脉象	舌红苔黄脉有余	舌淡苔少脉不足
预后顺逆	易消、易溃、易敛，多顺	难消、难溃、难敛，多逆

【证候分型】

1. 阳证溃疡

湿热蕴毒型：疮面色暗，边缘坚硬，上附脓苔或脓水浸淫，腐肉经久不脱，秽臭难闻，四周漫肿灼热，疮面痛痒时作。舌质嫩色淡红，苔薄黄，脉沉细数。

2. 阴证溃疡

（1）寒湿凝滞型：病程日久，疮面晦暗污秽，渗液清稀或如溏浆，疮形平塌或见胬肉，皮肤呈黑褐粗糙，愈合迟缓，疮周寒凉时有酸痛或抽痛。舌肥淡暗，苔白或白腻，脉沉细。

（2）气虚血瘀型：溃烂经久，腐肉少许或腐肉虽脱，但新肉难生，疮面紫暗锁口，板滞肿硬，渗液较少或干枯无脓，四周肤色暗黑，伴有坠胀疼痛。舌质淡暗，边有齿痕，或有瘀斑，脉沉细弦。

四、护理措施

（一）一般护理

1. 保持病室适宜的温湿度，空气流通，阳光充足。

2. 适当运动，戒烟酒。

3. 嘱患者注意休息，减少站立时间。静脉性溃疡卧床时抬高患肢 15 ～ 30 度。

4. 保持患处清洁干燥，切忌用手搔抓或用热水烫洗。如采用缠缚疗法，应注意其松紧度，检查肢端血运是否正常。

（二）临症施护

1. 对于疼痛患者，指导其正确使用镇痛药，应告知患者滥用镇痛药的危害，避免造成对药物生理、心理上的依赖。

2. 密切观察疮面大小、色泽、疮缘形状、疮周有无湿疹、皮炎，以及患肢肿胀，静脉曲张程度等，做好记录。外敷药物后观察有无过敏反应。

（三）健康指导

1. 生活起居护理

（1）培养健康的生活方式，保证充足睡眠，生活规律，起居有常，衣着适度。戒烟酒。

（2）每天坚持适量的运动，劳逸适度。静脉性溃疡避免久站久立，休息时抬高患肢。

（3）勤剪指甲，避免搔抓。患肢避免过冷过热刺激，避免外伤、碰撞、压伤、烫伤等刺激。

（4）保持患处清洁干燥。阴证疮面注意患肢保暖。

2. 给药护理

（1）遵医嘱给药，注意“三查八对”。

（2）指导患者正确用药，切勿滥用。

（3）中药宜温服，注意观察患者用药反应。

3. 饮食护理

（1）指导患者健康、合理饮食。宜食高维生素、低脂、优质蛋白饮食。忌食辛辣、刺激、烧烤、高脂肪食物及海鲜腥发物。

（2）糖尿病患者饮食宜少食多餐，定时定量进餐。忌食碳水化合物高、纤维素低的食物。忌食高脂肪、高胆固醇食物，如牛油、肥肉、动物内脏等。

（3）根据辨证指导患者适宜饮食

1）阳证溃疡：宜食甘寒、甘平的食物，如绿豆、芹菜、冬瓜、马齿苋等。食疗方：玉米赤豆粥、绿豆银花汤等。

2）阴证溃疡：宜食甘温、甘平的食物，如山药、扁豆、芥菜、大枣、鸡肉等。食疗方：山楂粳米粥等。

4. 情志护理

（1）阳证溃疡：保持轻松愉悦的心情，避免情绪焦躁，可采用心理疏导方法，引导患者自觉地戒除不良心理因素。

（2）阴证溃疡：调动患者的积极性，增强战胜疾病的意志，调动患者自身祛除病邪的能力。

五、中医特色护理技术

（一）中药泡洗

阳证溃疡：湿热蕴毒型予祛湿解毒方剂泡洗，每日1次。

阴证溃疡：寒湿凝滞型予温经活血方剂泡洗，每日1次；气虚血瘀型予化瘀通络方泡洗，每日1次。

外用中药泡洗时，轻荡药液，将疮面的脓苔部分冲掉。药液温度很关键，防止烫伤：①疮面无破溃时药液温度为38～40℃，时间为15～20分钟；②疮面已破溃，疮面红肿热痛，分泌物黄稠，疮周紫暗或紫红，药液温度为30～36℃，时间为10～15分钟。注意观察患者局部及全身情况，是否有瘙痒、红疹等过敏现象，如有过敏应立即停止用药，报告医师，遵医嘱配合处理。

（二）中药换药

阳证溃疡：可外用朱红膏纱条、甘草油、祛湿散、化腐生肌散等换药。

阴证溃疡：气虚血瘀型可予紫色疽疮膏纱条、甘乳膏纱条换药；寒湿凝滞型可外用紫色疽疮膏纱条、回阳生肌膏纱条换药。

敷药前需清洁局部皮肤。将制备好的中药纱条或中药膏贴敷于患处。中药涂抹厚薄均匀，保持一定湿度，外固定敷料松紧适宜。根据疮面大小、范围确定换药频次。药物皮肤过敏者慎用；婴幼儿患者慎用。注意观察患者局部及全身情况，若出现红疹、瘙痒、水疱等现象，及时停止用药，立即报告医师，遵医嘱配合处理。

（三）蚕食清疮换药

主要适用于动脉缺血性溃疡。

皮肤溃疡多为感染性疮面，从疮外5cm处由外向内用0.9%生理盐水清洁3遍，先疮周后疮面，清洁范围不超过第1次清洁范围。疮面形成黑痂时，可于疮面局部外敷复方化毒散软膏，待部分痂皮变软、基底部与正常组织分离再行清疮。依据疮面大小、范围、肉芽及上皮生长情况，分区域、分阶段地去除坏死组织，为肉芽及上皮的填充及覆盖创造必要的条件，清疮后可以予中药膏或中药纱条敷于疮面。

若无明显缺血性指征者，宜尽早清疮，清除坏死组织；若有明显缺血，则清疮不宜过早，先以中医内治为主，待侧支循环建立，炎症及疼痛减轻后再行清疮。疏松的坏死组织先清，界限不清者不清。使用朱红膏纱条勿超过创面，防止损伤正常皮肤。换药次数可根据病变的情况而定，如伤口渗出较多要及时更换敷料，防止继发感染。清疮动作宜准确、轻柔，勿损伤新肉芽组织，减轻患者的痛苦。随时观察患者情况，若感到不适，应立即停止，通知医生，协助患者卧床休息。

（四）耳穴贴压

阳证溃疡：湿热蕴毒型取穴肝、脾、肾。

阴证溃疡：寒湿凝滞型取穴脾、肾、三焦、内分泌；气虚血瘀型取穴肺、脾、胃、肾、三焦。

根据医嘱取穴，以王不留行籽行耳部穴位贴压，嘱患者留埋期间每日按压穴位3～4次，每次2～3分钟。

六、案例分析

【病例资料】

患者张某，男，78岁，主诉左小腿胫后区破溃不愈3个月，加重1周。左小腿胫后区可见直径2.5cm类圆形创面，基底色淡红，疮内可见大量脓腐组织，疮周色暗红，压痛阳性，分泌物气味臭秽。舌红苔白腻，脉滑。诊断为静脉性溃疡。

【护理评估】

询问病史：患者自诉3月前自行搔抓左小腿胫后区后出现局部破溃，继而出现脓性渗出物、局部疼痛，近1周局部破溃面积扩大、渗出增多、疼痛加重。

【护理措施】

1. 予祛湿解毒方中药泡洗，温度36℃，时间15分钟。
2. 局部清疮后予朱红膏纱条换药化腐生肌。
3. 遵医嘱予神门、肝、脾耳穴贴压减轻疼痛。
4. 饮食宜食甘寒、甘平的食物，如绿豆、芹菜、冬瓜、马齿苋等。
5. 畅情志，指导患者保持轻松愉悦的心情，避免情绪焦躁。

【护理转归】

患者经治疗1个月，左小腿胫后区类圆形疮面直径约2.0cm，基底肉芽增生，有白色稠厚分泌物，时有针刺样疼痛。舌红，苔薄白，脉滑。

拓展学习

中国微循环学会周围血管疾病专业委员会2023年1月发布了《下肢静脉性溃疡伤口管理专家共识》。该共识融合了全国43名临床专家的专业意见结果，为下肢静脉性溃疡的规范化管理提供有益借鉴。该共识建议医护人员在临床实践中从评估、伤口管理及健康教育3个方面出发，熟练运用评估工具、伤口床准备、压力治疗及健康教育的方法对下肢静脉性溃疡患者开展有效的伤口管理。

第十九章 视物模糊

学习目标

识记

1. 视物模糊的定义。
2. 视物模糊的临床表现及评估要点。

理解

1. 视物模糊的病因。
2. 视物模糊的评估要点。
3. 视物模糊的辨证分型。

应用

结合临床情境，做出视物模糊正确的中医护理评估，采用合理的中医护理措施和特色护理技术。

一、概述

【定义】

视物模糊是因气血失调，精气不能上荣于目所致，以自觉视力下降，视物昏蒙不清而外眼无异为主要表现的内障类眼病。引起视物模糊的原因有很多，各种因素或疾病致使屈光介质和（或）视觉通路的病理改变均可导致视物模糊。中医学则认为，“五脏六腑之精皆上注于目”“目得血而能视”，各种内因、外因等使气血失调，精气不能上注于目是视物模糊的主要病机。

【临床表现】

视力下降为其主要临床表现。根据发病情况，可有突发性或逐渐性视力下降。根据持续时间，可有一过性（视力 24 小时内恢复）或持续性（视力丧失大于 24 小时）视力下降。根据发病部位的不同，亦可伴有其他眼部异常，如眼前节疾病，可伴有眼红、眼痛、畏光、流泪等眼部刺激症状，视野缩小，眼前黑影飘动等症状；眼底疾病，可伴有视物变形、变小、变大，夜盲，眼前黑影遮挡等症状。

【病因病机】

病因：由于肝肾阴虚，肝阳上亢，虚火上炎，上扰空窍，灼伤脉络，迫血妄行，或脾气亏虚，气不摄血，血不循经，溢于脉外而发病。

病机：湿热痰浊内蕴，上犯清窍。情志不舒，气滞血瘀，玄府不利。肝肾不足，精血亏耗；或心脾两虚，气血不足，目失所养，神光衰微。

二、护理评估

【现病史及诊断评估】

多种原因均能导致视物模糊，因此应详细了解病史，明确视力下降是突然视力下降，或是逐渐视物模糊；是看远模糊，或是看近不清，或是远近皆昏蒙，或注视后才感不清；是白昼如常而夜幕目暗。结合是否眼球外观端好，是否外伤，是否伴有其他症状体征，是否戴过角膜接触镜等情况，可了解此病属于外障或内障、近视或远视，以及是否为高风内障等，亦可作为辨虚实证的参考。下面简要列出目前临床常用视物模糊判别要点，以便进行初步评估。

1. 一过性视力丧失：视力 24 小时内恢复正常，通常 1 小时内恢复。

常见的情况：①持续数秒（常双眼发生），视乳头水肿；②持续数分钟，一过性黑蒙（一过性脑缺血发作，常单眼发生）、椎基底动脉供血不足（双眼发作）；③持续 10 ～ 60 分钟，偏头痛（伴或不伴有随后的头痛发作）。

少见的情况：先兆性视网膜中央静脉阻塞、缺血性视神经病变、眼缺血综合征（颈动脉阻塞性疾病）、青光眼、突发性血压改变、中枢神经系统疾病、视盘玻璃疣、巨细胞动脉炎、眼眶疾病（视力下降可能与眼球转动有关）。

2. 视力丧失达 24 小时以上

（1）突发性、无痛性视力丧失

常见的情况：视网膜动脉或静脉阻塞、缺血性视神经病变、玻璃体积血、视网膜脱离、视神经炎（50% 以上伴有眼球转动痛）、偶然发现的单眼视力丧失。

少见的情况：其他视网膜疾病或中枢神经系统疾病（如脑卒中）、甲醇中毒、眼动脉阻塞（可伴有眼睑运动异常和上睑下垂）。

（2）慢性无痛性视力丧失（数周、数月或数年）

常见的情况：白内障、屈光不正、开角型青光眼、慢性闭角型青光眼、慢性视网膜疾病（如年龄相关性黄斑变性、糖尿病视网膜病变）。

少见的情况：慢性角膜疾病（如角膜营养不良）、视神经疾病或视神经萎缩（如中枢神经系统肿瘤）。

（3）痛性视力丧失：急性闭角型青光眼、视神经炎（眼球转动痛）、葡萄膜炎、眼内炎、角膜水肿（圆锥角膜）。

3. 外伤后视力丧失　眼睑水肿、角膜不规则、角膜水肿、眼球破裂、外伤性白内障、晶状体脱位、视网膜震荡、视网膜脱离、视网膜出血或玻璃体积血、外伤性视神经病变、脑神经病变、中枢神经系统损伤。

【病因 / 诱因评估】

引起视物模糊的病变所在部位甚为广泛，因而造成视物模糊的原因也多种多样。

1. 炎症

（1）感染性：由细菌、病毒、衣原体、真菌、寄生虫等引起的角膜炎、角膜溃疡、虹膜睫状体炎、脉络膜炎、眼内炎、全眼球炎、眼眶蜂窝织炎等。

（2）非感染性：泡性角膜基质炎、葡萄膜炎（包括虹膜睫状体炎、脉络膜炎）、交感性眼炎、原田病等。

2. 肿瘤 眼内肿瘤、眼眶肿瘤或侵及眼球的眼睑肿瘤等。

3. 老年性和变性病变 老年性白内障、角膜变性、老年性黄斑变性。

4. 全身疾病相关眼病 糖尿病性视网膜病变等。

5. 外伤 眼钝挫伤、眼贯通伤、眼爆炸伤等。

6. 遗传 Leber 病等。

【症状评估】

根据视力检查结果，参照世界卫生组织低视力和盲的分级标准（1973）（表 19-1）。

表 19-1 低视力和盲的分级标准

		最佳矫正视力	
	级别	最低视力≥	最佳视力
低视力	1	0.1	0.3
	2	0.05（3m 指数）	0.1
盲	3	0.02（1m 指数）	0.05
	4	光感	0.02
	5	0	0（无光感）

注：如中心视力正常而视野小，则以注视点为中心，视野半径 5 ～ 10° 为 3 级，＜ 5° 为 4 级。

【心理社会评估】

视物模糊患者常出现沮丧、情绪低落、寡言少语等情绪，引起睡眠障碍。常因视物不清发生跌倒、碰撞等意外情况，担心疾病不能治愈，产生焦虑、恐惧。因为视物变形、视野缺损影响工作学习而产生抑郁情绪。应注意对患者的精神、心理睡眠状况及社会支持情况进行评估，改善患者心理情况。可参考美国国立眼科研究所开发的视功能指数（visual function index，VF-14）中文修订版（附表 4）评价其对患者生活质量的影响。

三、辨证分型

【辨证要点】

视物模糊应当明确诊断，分辨内障外障，辨清虚实，辨病与辨证相结合，外障重其祛邪，内障重在调节脏腑气血。

【证候分型】

（一）实证

1. 风热壅盛 起病较急，视物昏蒙，目赤疼痛，胞睑红肿，畏光羞明，舌苔薄黄。

2. 火热炽盛 起病较急，目赤肿胀，泪多而稠，泪热而多，白睛赤肿，黑睛翳膜，水肿充血，口干喜饮，舌红苔黄，脉数有力。

3. 湿热蕴蒸 起病较缓，病程较长，反复发作，泪多胶黏，湿烂涩痒，眼前暗影，视物变形，胸闷纳呆，苔黄腻，脉濡数。

4. 肝郁气滞 眼易疲劳，目珠胀痛，情绪不宁，胸肋不满，舌苔薄白，脉弦。

（二）虚证

1. 肝肾亏虚 视物模糊，眼内干涩，视物昏蒙，或视物变形。全身症状见头晕耳鸣，夜眠多梦，腰膝酸软，脉细。

2. 气血虚弱 视物昏蒙，全身症状见面色无华，头晕心悸，食少神疲，舌淡脉弱。

四、护理措施

【一般护理】

1. 观察患者视力、眼压、视野、视物变形、眼前黑影飘动、复视；眼部外观有无异常、眼部感觉、眼部有无充血等。

2. 病室物品放置有序且尽量少放置，地面防滑，评估患者跌倒坠床高危因素，落实防跌倒坠床措施，保证患者安全。

3. 加强巡视，及时了解患者所需，协助患者服药、外出检查、治疗。

4. 观察患者情志变化，与患者谈心，安慰患者，帮助其树立其战胜疾病的信心。

【临症施护】

1. 生活起居有常，避免熬夜及长时间近距离用眼，注意劳逸结合，防止眼睛过度疲劳，注意用眼卫生，避免劳思竭视，慎用目力。坚持每天规律做眼保健操或按摩眼周围穴位，如睛明、丝竹空、攒竹、鱼腰、太阳等穴。

2. 夜间外出活动注意安全，以防因视力下降、视野小、暗适应差而引起的跌倒外伤。

3. 患者容易产生抑郁心理、悲观心理。因此护士多与患者沟通，一方面关心体贴，生活上给予协助，另一方面了解其心理状态，增强战胜疾病的信心。

【健康指导】

（一）生活指导

1 生活起居有规律，劳逸结合，避免过度劳累，保证充足的睡眠。

2. 根据患者年龄、病情等选择太极拳、散步等活动，以增强体质，但应避免激烈运动。

2. 减少阅读、看电视及使用电脑时间，少用目力，宜闭目养神，饮用枸杞菊花茶或银杞明目汤等。

3. 指导患者做眼保健操、按摩眼部周围穴位，如睛明、丝竹空、承泣等穴，或按摩肾俞、涌泉、养老等穴。

4. 保持大便通畅，养成定时排便习惯，切勿大便努挣。

5. 老年患者，做好安全防范，注意防跌倒、坠床，患者外出活动应有人陪伴，并尽量避免夜间外出，以防止因视野缺损、暗适应差而引起的跌倒外伤。

6. 保持眼部清洁，点眼药前清洁双手，不揉碰眼睛。

7. 指导患者戒烟限酒。

（二）用药护理

1. 内服中药 应在两餐之间温热服，与西药间隔 30 分钟服用。服药后两小时内忌食生冷、辛辣和油腻之品。

2. 静脉给药 用药过程中密切观察有无不良反应。

3. 外用眼药 使用两种以上眼药时，中间宜间隔 5 分钟，点眼药后压迫泪囊区 1～2 分钟，尤其是点用阿托品类、降眼压类药物，防止药物吸收出现全身中毒症状。视疲劳、干眼患者，应采用远眺、湿热敷、眼保健操等物理方法缓解视疲劳，不可长期依赖药物改善症状。

（三）饮食指导

（1）注意饮食规律，进食高维生素、清淡易消化、营养丰富的食物，适当进食新鲜水果、蔬菜，保持大便通畅，忌食辛辣刺激肥甘厚腻等燥热助火之品，禁烟酒、浓茶及咖啡。

（2）风热壅盛：宜食祛风清热之品，如芹菜、茭白、苦瓜、黄瓜、绿豆、豆腐等。食疗方：银花白芷汤。

（3）火热炽盛：宜食清热泻火，解毒散邪之品，如蕨菜、苦菜、茭白、西瓜等。食疗方：丝瓜豆腐汤和芹菜香菇猪肉汤。

（4）湿热蕴蒸：宜食清热化湿之品，如荸荠、莲藕、西瓜、绿豆、冬瓜等。食疗方：绿豆南瓜汤。

（5）肝肾亏虚：宜食补益肝肾之品，如山药、枸杞子、木耳、黑芝麻、牛奶、核桃仁、莲子、牛肉等。食疗方：芝麻养血茶。

（6）气血虚弱：宜食益气养血之品，如松子、黑木耳、山药、肝类、胡萝卜等。食疗方：红枣莲子粥。

（7）肝郁气滞：宜食疏肝解郁、清热祛湿之品，如青瓜、蒜薹、枇杷、扁豆、薏苡仁等。食疗方：扁豆苡仁粥。

五、中医特色护理技术

（一）穴位注射

治疗以改善循环、活血祛瘀、通络明目开窍为原则，取患侧太阳穴，选用 2mL 复方樟柳碱注射液进行穴位注射。常规消毒后，在眉梢与目外眦之间，向后约 1 横指的凹陷处进针，使局部有酸胀感。每日 1 次或隔日 1 次，一般 7 日为 1 个疗程，一般 1 ～ 2 个疗程。

（二）艾灸

艾灸可促使局部血液循环改善，发挥活血化瘀的功效，遵医嘱取眼部周围穴位，如攒竹、鱼腰、太阳穴、承泣、丝竹空等穴，行温和灸。每日 1 次，每次 10 ～ 15 分钟，7 日 1 个疗程，一般 2 ～ 3 个疗程。

（三）药熨

遵医嘱应用清肝明目、理气化瘀、疏风散热类中药，经电蒸汽锅加热 30 分钟，取出在眼部周围穴位，如攒竹、鱼腰、瞳子髎、太阳、承泣、丝竹空等穴位先熏后热熨。每日 1 次，每次 20 ～ 30 分钟，5 ～ 7 日为 1 个疗程，一般 1 ～ 2 个疗程。

（四）刮痧

通过面部刮痧疗法，疏通经络、促进面部血液循环，使气血上注于目，使目得到濡养。取睛明、攒竹、鱼腰、瞳子髎、承泣、太阳等穴位。隔日 1 次，每次 5 ～ 8 分钟，不求出痧。7 日为 1 疗程，一般 2 ～ 3 个疗程。

（五）刺血拔罐

刺血拔罐疗法是通过三棱针等工具，刺破或划破体表部位，通过罐的吸拔作用放出适量血液或体液，操作时充分暴露项背部，遵医嘱取大椎穴，先在刺血点行推、按、揉、捋等手法，使局部充血，常规消毒，以左手拇、食指固定腧穴周围皮肤，右手持三棱针快速点刺 2～3 针，将火罐快速扣于刺血局部，留罐 10～15 分钟。每周治疗 1～2 次，5 ～ 7 日为 1 个疗程，一般 3 ～ 4 个疗程。

（六）耳穴贴压

采用王不留行籽或其他物品（如菜籽等）刺激耳郭上的穴位或反应点，以调整相应脏腑器官的功能，遵医嘱取眼、目 1、目 2、肝等主穴，神门、交感、肾等配穴。一般可留置 2 ～ 3 日，两耳交替使用，7 日为 1 个疗程，一般 2 ～ 3 个疗程。

（七）穴位贴敷

取睛明、攒竹、鱼腰、丝竹空、四白、承泣等眼周穴位，将药物敷于以上穴位。每日 1 次，一般 7 ～ 14 次。

（八）穴位按摩

患者闭目，取仰卧位，施术者坐患者头部后方，采用点按法和指揉法，顺序为睛明、攒竹、鱼腰、丝竹空、太阳、四白，每日按摩 1 ～ 2 次，7 日为 1 疗程，一般 2 ～ 3 个疗程。

（九）中药离子导入

将中药、经络穴位与热效应融合，使药物更易渗入病灶，局部药物浓度高，起到改善循环、活血化瘀的作用。遵医嘱取睛明、攒竹、鱼腰、丝竹空、四白、承泣等眼周穴位，每日 1 次，每次 15 ～ 20 分钟，一般 7 ～ 14 次。

六、案例分析

【病例资料】

患者胡某，女，62 岁，自诉右眼发红，目珠胀痛，情绪不宁，视物模糊。舌红，苔薄，脉弦；纳可，夜寐安，二便调。

【护理评估】

询问病史：患者于 1 周前，自觉偶尔目珠胀痛，情绪不宁，头痛，鼻根酸痛，视力下降，否认视物变形，视物遮挡感，休息后可自行缓解，未予诊治。于当地医院就诊，测眼压右眼 28mmHg、左眼 17mmHg，诊断为“右眼急性闭角型青光眼”，给予“2% 盐酸卡替洛尔滴眼液，点右眼，每日两次”，自诉眼压控制良好，未予治疗。3 天前突然自感右眼视力再次下降，眼胀，头痛，于北京某医院急诊就诊，输甘露醇降眼压治疗后不缓解，为进一步治疗来我院就诊。入院时查视力右眼 0.5、左眼 0.8，眼压右眼 33mmHg、左眼 18mmHg。

【护理措施】

1. 卧床休息，减少活动，勿过度弯腰低头，及时评估跌倒高危因素，落实防跌倒措施，保证患者安全。外出时应有人陪伴。

2. 定期检查眼压、视力、视野等变化，观察眼痛的性质、伴随症状等情况，测量眼压，做好记录，如有异常及时报告医生。

3. 控制饮水量，一次饮水量不超过 300mL，可少量多次饮用。

4. 向患者讲解青光眼患者的病因、诱因、治疗方法、用药等，以缓解焦虑情绪。

5. 为患者提供安静、舒适的休养环境，保持室内空气流通，光线柔和，温度适宜。避免用眼疲劳，减少阅读及看电视，多闭目养神。观察患者情绪变化，经常与其交谈，增强患者与慢性疾病作斗争的信心，保持情志安和，身心愉快。

6. 遵医嘱使用中医护理技术

（1）穴位注射：遵医嘱取太阳穴，复方樟柳碱注射液 1 ～ 2mL，每日 1 次或隔日 1 次，7 日为 1 疗程，一般 1 ～ 2 个疗程。

（2）穴位按摩：遵医嘱取睛明、攒竹、鱼腰、丝竹空、四白、承泣等穴，每日 1 次，每个穴位每次按摩 1 ～ 2 分钟，7 日为 1 个疗程，一般 2 ～ 3 个疗程。

（3）面部刮痧，每周两次。

【护理转归】

患者住院 15 天，经中西医结合治疗和护理，术后视力右眼 0.6、左眼 0.8，眼压右眼 18.6mmHg、左眼 16.3mmHg，患者病情稳定出院，继续用药，门诊复查，不适随诊。

第二十章 崩漏

学习目标

识记

1. 崩漏的定义。
2. 崩漏的临床表现。

理解

1. 崩漏常见的病因病机。
2. 肾虚、脾虚、血热及血瘀证的临床特点。
3. 崩漏的评估要点。

应用

结合临床情境，做出崩漏正确的中医护理评估，采用合理的中医护理措施和特色护理技术。

一、概述

【定义】

经血非时暴下不止，或淋沥不尽，前者称崩中，后者称漏下，两者虽出血状况不同，但在疾病发生过程中常互相转化，故概称崩漏。如崩证日久，气血耗伤，渐成漏下；久漏不止，病势日进，可转成崩证。崩漏是一种月经周期、经期、经量严重紊乱的月经病。

【临床表现】

1. 无排卵性异常子宫出血　少数无排卵妇女可有规律的月经周期，临床上称“无排卵月经”，但多数不排卵女性表现为月经紊乱，即失去正常周期和出血自限性，出血间隔长短不一，短者几日，长者数月，常误诊为闭经；出血量多少不一，出血量少者只有点滴出血，多者大量出血，不能自止，导致贫血或休克。出血的类型取决于血雌激素水平及其下降速度、雌激素对子宫内膜持续作用的时间及子宫内膜的厚度。

2. 排卵性异常子宫出血

（1）黄体功能不足：常表现为月经周期缩短。有时月经周期虽在正常范围内，但卵泡期延长、黄体期缩短，以致患者不易受孕或在妊娠早期流产。

（2）子宫内膜不规则脱落：表现为月经周期正常，但经期延长，长达 9 ～ 10 日且出血量多。

（3）子宫内膜局部异常所致异常子宫出血：可表现为月经过多（＞80mL）、经间期出血或经期延长，而周期、经期持续时间正常。其机制可能涉及子宫内膜局部凝血纤溶调节机制异常、子宫内膜修复机制异常，如子宫内膜炎症、感染，以及子宫内膜血管生成异常等。

（4）子宫内膜息肉：70% ～ 90% 的子宫内膜息肉表现为经间期出血、月经过多、经期延长或不规则出血。单发、较小的子宫内膜息肉常无症状，仅在超声检查、诊断性刮宫或切除子宫后标本剖检时被发现。若息肉较大或突入颈管的息肉，易继发感染、坏死、引起恶臭的血性分泌物。

【病因病机】

崩漏的病因较为复杂，沈金鳌在《妇科玉尺》中将其总结为“一由火热，二由虚寒，三由劳伤，四由气陷，五由血瘀，六由虚弱”，整体看来可概括为虚、热、瘀三个方面；其主要发病机制是劳伤血气，脏腑损伤，血海蓄溢失常，冲任二脉不能制约经血，以致经血非时而下。常见肾虚、脾虚、血热、血瘀。

1. 肾虚　少女禀赋不足，天癸初至，肾气稚弱，冲任未盛；育龄期因房劳多产伤肾，损伤冲任胞宫；绝经期天癸渐竭，肾气渐虚，封藏失司，冲任不固，不能调摄和约制经血，因而发生崩漏。亦有素体阳虚或久崩久漏，阴损及阳，冲任不摄，经血失约。若肾阴亏损，则阴虚失守，虚火内生，扰动冲脉血海，迫血妄行而成崩漏。

2. 脾虚　忧思过度，或饮食劳倦损伤脾气，脾气亏虚，统摄无权，冲任失固，不能约制经血而成崩漏。

3. 血热　素体阴虚，或久病失血伤阴，阴虚内热，虚火内炽，扰动血海，加之阴虚失守，冲任失约，故经血非时妄行；血崩失血则阴愈亏，冲任更伤，以致崩漏反复难愈。素体阳盛，肝火易动；或素性抑郁，郁久化火；或感受热邪，或过服辛温香燥助阳之品，热伏冲任，扰动血海，迫血妄行而成崩漏。

4. 血瘀　情志所伤，肝气郁结，气滞血瘀；或经期、产后余血未尽又感受寒、热邪气，寒凝热灼而致血瘀，瘀阻冲任，旧血不去，新血难安，发为崩漏。也有因元气虚弱，无力行血，血运迟缓，因虚而瘀或久漏成瘀者。

崩漏为经乱之甚，其发病常非单一原因所致。如肝郁化火之实热，既有火热扰血、迫经妄行的病机，又有肝失疏泄，血海蓄溢失常的病机。如肝气乘脾，或肝肾亏虚，可有脾失统摄、肾失封藏而致冲任不固的病机夹杂其中。又如阴虚阳搏，病起于肾，而肾阴亏虚不能济心涵木，以致心火亢盛，肝肾之相火夹心火之势相扇，而成为心、脾、肝、肾同病的崩漏证。

二、护理评估

【现病史及诊断评估】

崩漏不仅要关注阴道出血的量，还要观察阴道出血的色、质，有无血块及异味，有无头晕、心悸、乏力等其他伴随症状，故应详细了解既往史及月经史、孕产史。

【病因 / 诱因评估】

导致崩漏的原因有很多，当机体受到内外各种因素，如精神过度紧张、情绪变化、环境气候改变、过度劳累、营养不良、代谢紊乱等因素，可通过大脑皮质和中枢神经系统而引起下丘脑－垂体－卵巢轴功能调节紊乱，使卵巢功能失调，引起崩漏，常见于青春期或围绝经期的无排卵型女性。而排卵型出血多见于生育年龄女性，多数与黄体功能不足或者子宫内膜不规则脱落有关。因此通过评估患者是否具有引起崩漏的相关因素便于查找对应病因，指导对症护理。

【症状评估】

根据阴道出血的量和相关症状轻重及其对生活影响的程度分为轻度、中度、重度，轻度指阴道出血量少且不贫血或轻度贫血者，不影响日常生活及工作，通过整体调整、短时间用药即可恢复正常月经。重度指短期阴道出血量多或长期阴道少量出血淋沥不尽导致重度贫血者，严重影响生活及工作，需用药物或及时行诊断性刮宫术止血治疗，必要时输血治疗。中度则介于轻度和重度之间，阴道出血量多或少且中度贫血者，轻度影响生活及工作，需用药物或必要时行诊刮术治疗。也可采用贫血的诊断标准进行评估。

【心理社会评估】

崩漏是妇科常见病症，患者往往突然出现阴道的大量出血或长时间淋沥不断的出血，病程较长，一般为 3 个月以上，且病情可能出现反复，会给生活、学习及工作带来极大不便，尤其是贫血时，对患者的身心健康造成一定的影响，让患者容易失去信心，情绪不稳定的患者还易产生悲观失望情绪，护理人员应注意观察患者是否有焦虑、恐惧等不良情绪，多安慰患者，可采取疏导法、转移法等调节患者的情绪，使其放下思想包袱，正确认识疾病，树立战胜疾病的信心，积极配合治疗。

三、辨证分型

【辨证要点】

崩漏辨证首先要根据出血的期、量、色、质辨明血证的属性，以分清寒、热、虚、实。一般经血非时崩下，量多势急，继而淋沥不止，色淡，质稀，多属虚；经血非时暴下，量色鲜红或深红，质地黏稠，多属实热；淋沥漏下，血色紫红，质稠，多属虚热；经来无期，时来时止，时多时少，或久漏不止，色暗夹血块，多属瘀滞。出血急骤多属气虚或血热，淋沥不断多属虚热或血瘀。

一般而言，崩漏虚证多实证少，热证多寒证少。即便是热，亦是虚热为多，但发病初期可为实热，失血伤阴即转为虚热。

【证候分型】

（一）肾虚证

1. 肾阴虚证　经乱无期，出血淋沥不净或量多，色鲜红，质稠；头晕耳鸣，腰膝酸软，或心烦。舌质偏红，苔少，脉细数。

2. 肾阳虚证　经来无期，出血量多或淋沥不尽，色淡质清；畏寒肢冷，面色晦暗，腰膝酸软，小便清长。舌质淡，苔薄白，脉沉细。

3. 肾气虚证　多见青春期少女或经断前后妇女出现经乱无期，出血量多势急如崩，或淋沥日久不净，或由崩而漏，由漏而崩反复发作，色淡红或淡暗，质清稀；面色晦暗，眼眶暗，小腹空坠，腰脊酸软。舌淡暗，苔白润，脉沉弱。

（二）脾虚证

经血非时而至，崩中暴下继而淋沥，血色淡而质薄；气短神疲，面色㿠白，或面浮肢肿，手足不温。舌质淡，苔薄白，脉弱或沉细。

（三）血热证

1. 虚热证　经血非时而下，量少淋沥，血色鲜红而质稠；心烦潮热，小便黄少，或大便燥结。舌质红，苔薄黄，脉细数。

2. 实热证　经血非时暴下，或淋沥不净又时而增多，血色深红或鲜红，质稠，或有血块；唇红目赤，烦热口渴，或大便干结，小便黄。舌红，苔黄，脉滑数。

（四）血瘀证

经血非时而下，时下时止，或淋沥不净，或停闭数月又突然崩中，色紫黑有块；或有小腹疼痛。舌质紫暗或边尖有瘀点，苔薄白，脉涩或细弦。

四、护理措施

【一般护理】

1. 出血量多时，要卧床休息，必要时去枕平卧位休息并加用床档防止坠床。病室温湿度适宜，空气流通，阳光充足。保证足够的休息和睡眠。减少下床活动，防止因贫血而导致晕厥。如厕或其他必要活动时要做到卧床 1 分钟后坐起，坐起 1 分钟后站立，站立 1 分钟后行走。

2. 密切观察患者生命体征的变化，以及伴随症状。

3. 观察阴道出血的量、色、质，以掌握辨证依据，准确估算出血量。如发现患者面色苍白，烦躁不安或淡漠，汗出肢冷，血压下降时及时报告医生。

4. 保持外阴清洁，忌盆浴及房事，勤换内裤及卫生巾，每日用温水清洗外阴，防止感染。

5. 指导患者坚持测量基础体温，并告知其重要性及测量方法。

【临证施护】

1. 肾虚 生活起居规律，病室温暖，嘱患者注意腹部保暖，防止受凉，调畅情志，多倾听患者诉说病情，并予以安慰鼓励，以消除患者的顾虑，配合治疗。小腹冷痛者可用温水袋热敷。

2. 脾虚 卧床休息，保证睡眠，调畅情志，动静相宜，减少外出。注意保暖，保持室内温度适宜、安静，空气流通。

3. 血热 注意休息，病室安静舒适，光线柔和，空气新鲜，温寒适宜，不可过暖，出血多时绝对卧床休息，观察患者生命体征。做好情志护理，嘱患者保持心境平和。多饮水，保持大便通畅。

4. 血瘀 注意休息，避风寒，注意足部保暖。避免过度劳累，病情稳定后可适当活动。调畅情志，消除患者紧张的情绪，以使气行则血亦行，血行畅则利于瘀血排出。小腹疼痛拒按者，可予热水袋热敷腹部，使瘀祛则腹痛减。

【健康指导】

（一）生活起居护理

1. 保持病室安静，舒适，温寒适宜，空气新鲜，光线不宜过强。

2. 注意卧床休息，必要时去枕平卧，起居有节，不得熬夜。

3. 注意预防感染，加强外阴护理，每日清洗外阴，勤换卫生巾及内裤。

4. 阴道出血时禁房事和盆浴；出血量少者，洗澡时间不宜过久，水温不宜过热；出血量多者，可擦浴，但避免洗淋浴，以免增加出血量或在沐浴时晕倒。

（二）给药护理

1. 中药宜温服，餐前或餐后半小时服用。

2. 中药汤剂应每日两次或遵医嘱每日 4 次按时服用，每次 200mL。

3. 当采取性激素治疗时，嘱患者按时、按量服药。

4. 服用铁剂时，应餐后服用，并注意观察大便情况。

5. 观察用药的效果和反应。

（三）饮食护理

1. 饮食宜清淡富有营养，贫血者应适当摄入蛋白质、矿物质、维生素。忌食辛辣刺激、生冷油腻、温辛大补之品，如辣椒、牛羊肉、油炸食品、坚果类等。

2. 肾阳虚者可适量进食生姜、韭菜等，忌食寒凉的食物。推荐食疗方：取韭菜 250g 与鸡蛋 2 枚打散，先将蛋液煎熟，后与韭菜同炒。

3. 肾阴虚者宜食甲鱼、牡蛎、紫菜、黑木耳等清养之品，以藕汁、梨汁为饮料，忌葱、姜、辣椒等辛辣动火之品。推荐食疗方：将黑木耳 50g 与红枣 30 枚煮烂熟，加红糖频服。

4. 脾气虚者宜食清淡、有营养、色香味俱全的食物，如各种鱼类、奶类、鸡蛋等，可适量进食桂圆、红枣、山药；忌食生冷、辛辣、煎炸等有碍脾胃运化的食物。每顿进食不宜过饱。推荐食疗方：糯米 100g 煮粥，将熟时放入捣碎的阿胶 30g，红糖少许，边煮边搅匀，煮 2 ～ 3 小时后食用。

5. 血热者饮食以清凉类食物为主，如藕、豆腐、鸭肉等，忌辣椒、酒类等刺激性食品。推荐食疗方：丝瓜烩豆腐，丝瓜去皮洗净切块，豆腐切块，先放于开水锅中煮 5 分钟左右，后将其同炒。

6. 血瘀者宜食易消化、富含营养的食物，忌食生冷、酸涩类食物，如生猛海鲜、话梅等。推荐食疗方：将益母草 50g、香附 15g、鸡蛋两个，加水适量，同煮至蛋熟，去壳后再煮片刻，去药渣，吃蛋饮汤。

（四）情志护理

1. 安慰患者，解释病情，避免精神紧张、焦虑，保持心情愉悦。

2. 责任护士多与患者沟通，了解其心理状态，及时予以心理疏导。

3. 多给患者介绍有关疾病知识及治疗成功的案例，增强患者信心，鼓励患者积极面对疾病。

4. 护士工作时做到“四轻”，避免刺激患者情绪。

（五）运动护理

1. 根据患者病情，可在医生指导下进行适合个体的体育锻炼，如八段锦、太极拳等。并注意劳逸结合、循序渐进。血崩时需绝对卧床休息。

2. 嘱患者活动时做到卧床 1 分钟后再坐起，坐起 1 分钟后再站立，站立 1 分钟后再行走。

五、中医特色护理技术

（一）耳穴贴压

1. 辨证选穴

（1）肾虚证：肾、脾、子宫、内分泌、肝等随症加减。

（2）脾虚证：脾、子宫、内分泌、肝、肾等随症加减。

（3）血热证：子宫、膈、肾上腺、脑垂体、肝等随症加减。

（4）血瘀证：膈、肝、脾、子宫、内分泌等随症加减。

2. 注意事项 耳穴贴压每次选择一侧耳穴，双侧耳穴轮流使用。患者每日自行按压 3 ～ 4 次，每穴按压 20 ～ 30 秒，每次可留置 3 ～ 5 天。观察患者耳部皮肤情况。留置期间应防止胶布脱落或污染；对普通胶布过敏者改用脱敏胶布。按压时用力不宜过猛、使劲搓动，以免导致皮肤破损，造成感染。极少数人会出现耳郭剧烈疼痛，或者心悸、头痛、呼吸困难、四肢发凉等异常感觉，应马上停止穴位按压并取下耳贴。

（二）揿针

1. 辨证选穴

（1）肾虚证：肾俞、太溪、三阴交、足三里等随症加减。

（2）脾虚证：脾俞、气海、三阴交、足三里等随症加减。

（3）血热证：肝俞、血海、三阴交、太冲等随症加减。

（4）血瘀证：膈俞、血海、三阴交、关元等随症加减。

2. 注意事项 宜选用较易固定且不妨碍活动的部位。留针期间，患者自行每日按压3～4次，每次约1分钟，以患者耐受为度，两次间隔约4小时。夏季留针时间为24小时，其他季节为2～3天。留针期间针处保持干燥以防感染，若发现有感染迹象，应将针及时取出并对症处理。取针时，一手固定埋针部位两侧皮肤，另一手揭开两对侧胶布并捏住，垂直于皮肤将针取出。皮损、红肿、瘢痕、体表大血管等处及金属过敏者禁止施针。

六、案例分析

【病例资料】

患者张某，女，47岁，自述“阴道不规则出血半年”收入院。入院症见：阴道出血量多、色暗红，腰酸，乏力，头晕，活动后心悸，面色㿠白，纳差，眠浅易醒，二便调。舌淡暗、苔白、中心裂纹，脉弦滑。

【护理评估】

患者既往15岁初潮，6～7天/20～21天，量多，色暗红，有血块，无痛经。近半年月经周期30～31天，量色质同前。2017年因“阴道不规则出血20余天”，行“宫腔镜检查+诊断性刮宫术”。孕3产1，2000年曾行药物流产1次，2000年曾行人工流产1次，2009年足月顺产1子。

【护理措施】

1. 指导患者卧床休息，病室保持安静、舒适、寒温适宜，保持良好的睡眠，调畅情志。

2. 密切观察阴道出血的量、色、质，以及伴随症状。

3. 指导患者坚持每日测量基础体温。

4. 患者辨证为脾肾两虚，故嘱其保持良好情绪，宜食清淡、易消化、有营养的饮食，如蔬菜类、淡水鱼、鸡蛋、紫菜、黑木耳等，避免进食辣椒、牛羊肉、海鲜等辛辣刺激、生冷寒凉、辛温大补之品。

5. 耳穴埋豆取穴为肝、脾、肾、子宫、内分泌、神门、皮质下、交感，每周两次。揿针取穴为双侧肾俞、脾俞、三阴交、足三里，每周3次。

【护理转归】

患者于住院第3日，阴道出血量明显减少。第7日停止阴道出血。

拓展学习

崩，始见于《黄帝内经》。《素问·阴阳别论》云："阴虚阳搏谓之崩。"漏，始见于《金匮要略方论》："妇人有漏下者，有半产后因续下血都不绝者，有妊娠下血者。"

一般突然出血，来势急，血量多的叫崩；淋沥下血，来势缓，血量少的叫漏。崩与漏的出血情况虽不相同，但其发病机制是一致的，而且在疾病发展过程中常相互转化，如血崩日久，气血耗伤，可变成漏；久漏不止，病势日进，也能成崩。所以临床上常常崩漏并称。正如《济生方·卷六》所说："崩漏之病，本乎一证。轻者谓之漏下，甚者谓之崩中。"

第二十一章　小儿惊厥

学习目标

识记

1. 小儿惊厥及惊厥持续状态的定义，掌握小儿惊厥的年龄特征。
2. 小儿惊厥的临床表现及评估要点。
3. 小儿惊厥的急救原则。

理解

1. 小儿惊厥常见的病因病机。
2. 小儿惊厥的分类及证候特点。
3. 小儿惊厥的护理要点。

应用

结合临床情境，做出小儿惊厥正确的中医护理评估，采用合理的中医护理措施和特色护理技术。

一、概述

【定义】

惊厥，中医又称惊风或抽风，临床以昏迷、抽搐为特征，是小儿常见的急症，尤多见于婴幼儿由于多种原因使脑神经功能紊乱所致，表现为突然的全身或局部肌群呈强直性和阵挛性抽搐，常伴有意识障碍。小儿惊厥的发病率很高，且任何季节都可能发病，以1～5岁小儿多见，年龄越小，发病率越高。如发病次数少，持续时间短，一般预后较好，但反复发作，抽搐持续时间长者预后不佳。中医根据抽搐时的主要表现可将其归纳为八种，即搐、颤、反、引、窜、视、搦、掣，古人称之为“惊风八候”。本病症的发病有急有缓。凡起病急骤，属阳属实者，统称急惊风；病久中虚，属阴属虚者，统称为慢惊风。西医学中的小儿惊厥可参考本章辨证施护。

【临床表现】

（一）急惊风

急惊风来势急骤，临床以高热伴抽搐、昏迷为特征，多由外感时邪疫疠及暴受惊恐引起，以痰、热、惊、风四证为主要临床特点。

该证多因感染所致，如高热惊厥、颅内感染性疾病及全身其他脏器严重感染引起的中毒性脑病等。

（二）慢惊风

慢惊风来势缓慢，抽搐无力，时作时止，反复难愈，常伴昏迷、瘫痪等症。

该证常见于水电解质紊乱、代谢性疾病、中毒及各种原因引起的脑缺氧表现等。

【病因病机】

（一）急惊风

1. 外感时邪，内陷厥阴 时邪包括六淫和疫疠之气。

（1）小儿肺常不足，卫外不固，感受风邪，易于传变，郁而化热，热扰神明，热极生风。相当于西医学的高热惊厥。

（2）小儿元气薄弱，真阴不足，易感暑邪，暑为阳邪，化火最速，传变急骤，内陷厥阴，入营入血；暑多夹湿，湿蕴热蒸，化为痰浊，蒙蔽心窍，动辄风生。相当于西医学的流行性乙型脑炎。

（3）感受疫疠之气，则起病急骤，化热化火，逆传心包，火极动风。相当于西医学的麻疹脑炎、水痘脑炎、腮腺炎脑炎等。

2. 湿热蕴结，内陷心肝 饮食不洁，误食污秽或毒物，湿热疫毒蕴结肠腑，内陷心肝，扰乱神明，下痢脓血，高热神昏，抽搐。相当于西医学的中毒性痢疾。

3. 暴受惊恐，引动肝风 小儿元气未充，神气怯弱，暴受惊恐，惊则气乱，恐则气下，心失守舍，神无所依，轻者神志不宁，惊惕不安；重者心神失主，痰涎上壅，引动肝风。

（二）慢惊风

1. 脾虚肝亢 暴吐暴泻，或妄用汗下，中焦受损，脾胃虚弱。脾虚木乘，脾虚肝旺，肝亢化风。

2. 脾肾阳虚 胎禀不足，脾胃素虚，复因吐泻日久，或误服寒凉，伐伤阳气，脾阳式微，阴寒内盛，不能温煦筋脉。

3. 阴虚风动 急惊迁延，或温热病后期，阴液亏耗，肝肾精血不足，阴虚内热，灼烁筋脉，虚风内动。

钱乙《小儿药证直诀》指出急惊风的病位在心肝，慢惊风的病位在肝脾肾。

二、护理评估

【现病史及诊断评估】

1. 突然发病，出现昏迷、抽搐，多伴有高热，具有热、痰、风、惊四证及抽搐、搦、颤、掣、反、引、窜、视八候。

2. 有接触疫疠之疾，或暴受惊恐史。婴幼儿则可有高热惊厥史。

3. 中枢神经系统感染所致急惊风，脑脊液检查有阳性改变，神经系统检查出现病理性反射，白细胞及中性粒细胞可升高。

4. 属饮食不洁，感染湿热疫疠之邪者，大便检查有大量红细胞、白细胞、脓细胞及巨噬细胞。

【病因 / 诱因评估】

（一）根据年龄阶段

1. 新生儿期 产伤、窒息、颅内出血、败血症、脑膜炎、破伤风和胆红素脑病多见。也应考虑到脑发育缺陷、代谢异常、巨细胞包涵体病及弓形体病等。

2. 婴幼儿期 高热惊厥、中毒性脑病、颅内感染、手足搐搦症、婴儿痉挛症多见。有时候也应注意到脑发育缺陷、脑损伤后遗症、药物中毒、低血糖症等。

3. 年长儿 中毒性脑病、颅内感染、癫痫、中毒多见，有时须注意颅内占位性病变和高血压脑病等。

（二）根据感染的有无及病变累及的部位

1. 感染性原因

（1）颅内感染：由细菌、病毒、寄生虫及真菌引起的脑膜炎或脑炎，常表现为反复而严重的惊厥发作。

（2）颅外感染：由非颅内感染性疾病引起的惊厥发作，如热性惊厥、中毒性脑病（重症肺炎、中毒性痢疾、败血症等为原发病）、破伤风等，其中热性惊厥是儿科最常见的急性惊厥。

2. 非感染性原因

（1）颅内疾病

①颅脑损伤与出血：颅脑外伤和脑血管畸形等各种原因引起的颅内出血，伤后立即起病，反复惊厥伴意识障碍和颅内压增高。

②先天发育畸形：如颅脑发育异常、脑积水等，大多表现为反复发作，常伴有智力和运动发育落后。

（2）颅外疾病

①缺氧缺血性脑病：如分娩或生后窒息、溺水、心肺严重疾病等，窒息后立即起病，反复惊厥伴意识障碍和颅内压增高。

②代谢性疾病：如水电解质紊乱、肝肾衰竭、遗传代谢性疾病等。

【症状评估】

1. 抽搐

（1）典型表现：患儿全身或局部肌群出现不随意的收缩，呈强直性或阵挛性，眼球上翻、凝视或斜视，多伴有意识障碍，持续数秒至数分钟。

（2）惊厥持续状态：发作持续超过 30 分钟或两次发作间歇期意识不能恢复者。

（3）新生儿及小婴儿惊厥表现不典型。

2. 其他状况

（1）受伤：抽搐时可造成舌体咬伤，手心、腋下等处皮肤损伤；也可摔伤或抽搐时因约束肢体不当造成骨折、脱臼及各种意外。

（2）窒息：部分患儿可因呼吸肌、喉肌痉挛或呼吸道阻塞而发生窒息。

（3）缺氧：抽搐持续时间长者可因氧消耗增多而造成机体缺氧。

（4）大小便失禁：发作时由于神经系统功能紊乱可出现大小便失禁等。

【心理社会评估】

1. 年长儿 在醒来时可产生失控感、自卑、恐惧等心理，担心再次发作而长时间处于紧张状态。

2. 家长 在患儿发生惊厥时，家长可能会过度恐惧与焦虑，因担心疾病会用错误的处理方式或因担心疾病的再次发作而盲目地求医，也可能因为家长平时对患儿过度溺爱，使患儿养成不良的性格及生活习惯。

三、辨证分型

【辨证要点】

（一）急惊风

1. 辨表热里热 急惊风昏迷、抽搐为一过性，热退后抽搐自止者为表热；高热持续，反复抽搐、昏迷者为里热。

2. 辨痰热、痰火、痰浊 神志昏迷，高热痰鸣，为痰热上蒙清窍；妄言谵语，狂躁不宁，为痰火上扰清空；深度昏迷，嗜睡不动，为痰浊内陷心包，蒙蔽心神。

3. 辨外风内风 外风为邪在肌表，清透宣解即愈，如高热惊厥，为一过性证候，热退惊风可止；内风为病在心肝，热、痰、风三证俱全，反复抽搐，神志不清，病情严重。

4. 辨外感惊风区别时令、季节及原发病 六淫致病，春季以春温为主，兼夹火热，症见高热、抽风、昏迷、呕吐、发斑（春温—流脑）；夏季以暑热为主，暑必夹湿，暑喜归心，其症以高热、昏迷为主，兼见抽风，常热、痰、风三证俱全（暑温—乙脑）；若夏季高热、抽风、昏迷，伴下痢脓血，则为湿热疫毒，内陷厥阴（疫毒痢—中毒性痢疾）。

5. 辨轻重 抽风发作次数较少（仅 1 次），持续时间较短（5 分钟以内），发作后无神志障碍者为轻症；若发作次数较多（两次以上），或抽搐时间较长，发作后神志不清者为重症。若高热持续，抽风反复发作，应及时查明原发病，尽早治疗，控制发作，否则危及生命。

（二）慢惊风

1. 辨虚实 慢惊风病程较长，起病缓慢，神昏、抽搐症状相对较轻，有时仅见手指蠕动，辨证多属虚证；若身热起伏不定，口渴心烦，胸闷气短，泛吐痰涎，苔黄腻，为虚中夹实。

2. 辨肝、脾、肾及阴阳 症见精神萎靡，嗜睡露睛，不欲饮食，大便稀溏，抽搐无力，时作时止者，属脾虚肝亢；症见神萎昏睡，面白无华，四肢厥冷，手足震颤者，属脾肾阳衰；症见低热虚烦，手足心热，肢体拘挛或强直，抽搐时轻时重，舌绛少津者，属肝肾阴虚。

【证候分型】

（一）急惊风

急惊风属阳、属热、属实，治宜凉泻，病位在心肝。外感时邪，秽浊内阻。

1. 风热动风（高热惊厥） 起病急骤，症见发热、头痛、鼻塞、流浊涕或黄涕、咳嗽、咽痛，随即出现烦躁、神昏、惊厥，舌苔薄白或薄黄，脉浮数。指纹浮紫在风关。

高热惊厥多见于6个月～3岁患儿，6岁以后罕见，患儿体质较好，惊厥多发于病初体温骤升时，全身惊厥，次数少（一般1次），时间短（≤15分钟），恢复快（7～10天后脑电图正常），以后发热易复发。

2. 气营两燔（乙脑） 起病较急，症见壮热多汗、头痛项强、恶心呕吐、烦躁嗜睡、抽搐，舌红苔黄，脉弦数。重者高热不退，反复抽搐，神志昏迷，舌红苔黄腻，脉滑数。指纹紫达气关。

3. 邪陷心肝（麻疹脑炎、水痘脑炎、腮腺炎脑炎等） 起病急骤，症见高热不退、烦躁口渴、谵语、神昏、反复抽搐、两目上视，舌质红苔黄腻，脉数。指纹紫滞。

4. 湿热疫毒（疫毒痢） 症见持续高热、频繁抽风、神志昏迷、谵语、腹痛呕吐、大便脓血（临床常先抽搐后排脓血便），舌质红苔黄腻，脉滑数。指纹紫。

5. 惊恐惊风 暴受惊恐后惊惕不安，症见身体战栗、喜投母怀、夜间惊啼，甚至惊厥、抽风，神志不清，大便色青，脉律不整。指纹紫滞。

（二）慢惊风

慢惊风属虚、属寒，治宜温补。病位在肝脾肾，肝肾阴虚。慢惊风中若出现纯阴无阳的危重证候，称为慢脾风，为脾肾阳虚。

1. 脾虚肝亢 精神萎靡，嗜睡露睛，面色萎黄，不欲饮食，大便稀溏，色带青绿，时有肠鸣，四肢不温，抽搐无力，时作时止，舌淡苔白，脉沉弱。

2. 脾肾阳衰（慢脾风） 精神委顿，昏睡露睛，面白无华或灰滞，口鼻气冷，额汗不温，四肢厥冷，溲清便溏，手足蠕蠕震颤，舌淡苔薄白，脉沉微。

3. 阴虚风动 精神疲惫，形容憔悴，面色萎黄或时有潮红，虚烦低热，手足心热，易出汗，大便干结，肢体拘挛或强直，抽搐时轻时重，舌绛少津，苔少或无苔，脉细数。

四、护理措施

【一般护理】

1. 根据中医儿科一般护理常规进行，必要时执行保护性隔离。

2. 严密监测患儿病情：观察抽搐部位、程度、持续时间和伴随症状；神志、面色、体温、呼吸、血压、脉象、呕吐物等的变化；患儿出现瞳孔散大、气息低微、汗出如油、脉细弱、囟门高突、哭声尖厉时，应报告医师，并配合处理。

3. 惊风发作期应卧床休息，使患儿平卧，头偏向一侧，解开衣领，使用床档，避免患儿发生坠床与碰伤。切勿强行约束肢体，防止意外损伤。

4. 抽搐停止后，室内保持安静，减少刺激，让患儿安静休息。

5. 高热患儿易出汗，而且发生惊厥的时候会有呕吐与大小便失禁等症状，要时刻注意确保床单和衣物的干爽整洁，加强口腔和皮肤护理，预防口腔炎及压疮发生。鼓励饮水，保持口舌滋润，小便通畅。

6. 保持呼吸道通畅，及时吸出咽喉分泌物、呕吐物，必要时给予吸氧。

【临症施护】

1. 止惊 一旦患儿出现惊厥，应就地抢救，使患儿在尽可能短的时间内停止或减轻抽搐是急救的关键，反复的惊厥会导致脑细胞的损伤。首选针刺人中、合谷等穴位，情况紧急时可用手掐人中至惊厥停止，立即建立静脉通道，遵医嘱用药，首选地西泮（0.3 ～ 0.5mg/kg）缓慢静脉注射，对于静脉注射有困难者，可按每次 0.5mg/kg 保留灌肠，一般 4 ～ 10 分钟生效，也可用 10% 的水合氯醛溶液保留灌肠，每次 0.5mL/kg，1 次最大剂量不超过 10mL。

2. 清理呼吸道，吸氧 一旦患儿出现惊厥，使患儿处于平卧体位，将患儿的头部偏向一侧之后向后仰，在清除呼吸道分泌物开通气道后，给予氧气吸入。当屏气时间长，发绀严重时，一般的吸氧法如鼻导管法、面罩法等无法改变肺泡内动脉血氧分压，只有用简易呼吸器才能解决这种短暂的呼吸暂停，扣紧面罩，挤压呼吸囊，压力视患儿大小而定，反复而有规律地进行，以胸廓起伏为准，呼吸恢复后立即停止。待患儿面色由青灰或紫色变红润，呼吸规律后，给予 1 ～ 2L/min 氧气吸入，保证血氧饱和度在 90% 以上。

3. 高热的护理

（1）密切观察降温情况，每半个小时测量体温、脉搏、呼吸 1 次，观察患儿神志、面色，发现异常应及时处理。患者高热时宜立即使用退热药物，中枢性高热宜首选物理降温，用 30% ～ 50% 酒精或温水擦浴 15 ～ 20 分钟。

（2）皮肤及眼部护理：应及时擦干汗液、更换衣被，注意保暖，以防着凉。个别患儿眼睑不能闭合或是伴有昏迷，可涂红霉素眼膏以保护角膜，避免患儿出现角膜炎。

（3）口腔护理：经常使用生理盐水对患儿口腔进行清洁，婴幼儿主要为母乳喂养，对其口腔清洁次数为每日 2 ～ 3 次。

4. 加强营养 惊厥发作或昏迷的患儿必须禁食，清醒后给予高热量、高蛋白、高维生素等富含营养的饮食。高热时必须补充水分和营养，多饮水有利于毒素的排泄。

5. 做好基础护理 做好口腔护理，每日两次，给予生理盐水擦洗。保持床单位整洁、干燥、平整，及时更换污染的衣被，婴幼儿大小便后及时清洗、更换尿布。昏迷患儿每两小时翻身更换体位 1 次，防止坠积性肺炎和压疮发生。

6. 防止意外伤 动作轻柔，避免不必要的刺激。惊厥持续状态的患儿应有专人守护，惊厥发作时应加强保护性措施，防止坠床跌伤及皮肤摩擦受损等意外，必要时可使用约束带，但松紧要适宜。

【健康指导】

（一）生活起居护理

1. 急惊风患儿室温宜凉爽，慢惊风患儿室温不宜过低。寒冷季节时，注意保暖，以防感冒诱发肺炎。

2. 抽搐停止后，室内保持安静，减少刺激，让患儿安静休息。

3. 指导患儿适时进行室外活动，多晒太阳，增强体质，避免惊恐，防止惊风发生。

4. 注意大便通畅。

（二）给药护理

1. 中药浓缩颗粒剂、丸剂、片剂、胶囊、口服液安全卫生、方便，患儿易接受；镇惊退热栓肛门给药、钩蝉承气汤水煎剂保留灌肠。

2. 告知患儿家属，患儿所用药物的名称、剂量、用法、途径、不良反应及注意事项等。

3. 服用中成药如小儿回春丹、安宫牛黄丸、牛黄镇惊丸、羚羊角粉、紫雪丹、至宝丹、苏合香丸、小儿琥珀丸等药时，根据医嘱及小儿的年龄，选择适当的喂养方法，避免出现呛咳、呕吐等现象，保证小儿服药顺利。

4. 小儿服用中药汤剂应在两餐之间温服。

5. 使用中药降温时，可取银花颗粒、大青叶、柴胡用水冲服，少量频服。或取羚羊角粉口服。药物降温时，38.5℃以上应用的药物常有布洛芬或对乙酰氨基酚。降温速度不宜过快，以防虚脱。

6. 惊厥发作时，遵医嘱给予镇静剂，如地西泮等静脉推注。注意速度要慢，观察患儿的呼吸情况。

7. 输入脱水剂时，应在 30 分钟内滴入完成，注意防止液体渗漏。

（三）饮食护理

1. 饮食宜软、易消化、清淡、富有营养，少量多次增加饮水，不可暴饮暴食。可选择米汤、稀粥、乳制品、豆制品、蔬菜、面条等。补充含高蛋白的食物，如肉、鱼、蛋等，也可吃适量水果。

2. 外感时邪：发作时应禁食 12 ～ 24 小时；惊厥缓解后，饮食宜清淡，夏季可食西瓜汁、番茄汁；冬季可食鲜橘水、苹果泥；痰多宜服白萝卜汁、马蹄汁。

3. 秽浊内停：发作时应禁食 12 ～ 24 小时；惊厥缓解后，饮食宜清淡。忌食辛辣、温热、厚腻食品。

4. 肝肾阴虚：饮食宜富有营养，如牛奶、鸡蛋、百合粥、乌龟汤等，也可用青蒿、麦冬、竹叶煎水代茶饮。忌食辛辣、滋腻生湿之品。

5. 脾肾阳虚：以营养易消化的食物为主，增加优质蛋白、维生素、微量元素摄入。

（四）情志护理

对患儿进行救治时需要立即到位，并且保持冷静，操作需熟练快速，让患儿和家长有安全感，减轻患儿家属紧张与焦虑的情绪。

患儿病情稳定后，及时和患儿家属进行交流沟通，为其讲解患儿发病原因、注意事项、可能发生的并发症，积极主动配合治疗。安抚患儿情绪。

五、中医特色护理技术

（一）毫针刺法

1. 急惊风：惊风发作取人中、合谷、内关、太冲、涌泉、百会等穴止痉。高热取大椎、手十二井穴或十宣穴（点刺放血）。痰鸣取丰隆穴，牙关紧闭取下关、颊车穴。采取提插捻转泻法，不留针，强刺激。

2. 慢惊风：取脾俞、胃俞、中脘、天枢、气海、足三里、太冲等穴，其中太冲采用泻法，其余穴位采用补法，用于脾虚肝旺证；取脾俞、肾俞、关元、气海、百会诸穴，采用补法，用于脾肾阳虚证；取关元、百会、肝俞、肾俞、三阴交、太溪等穴，采用补法，用于阴虚风动证。

3. 针刺退热一般常用的穴位有风池、大椎、曲池、合谷等。

（二）艾灸

取大椎、脾俞、命门、关元、气海、百会、足三里等穴，用于脾虚肝亢证或脾肾阳虚证。每穴施灸 10 ～ 15 分钟，每日或隔日 1 次，6 ～ 12 次为 1 个疗程，注意防止烫伤。

（三）推拿

补脾经，清肝经，补肾经，按揉百会，推三关，拿曲池，揉中脘，按揉足三里，捏脊。每个部位 50 ～ 200 次，手法宜轻快柔、用力持续。每日 1 次，7 次为 1 个疗程，一般 1 ～ 2 个疗程。

（四）放血

取十宣、耳尖、耳背静脉处放血，方法是用三棱针点刺，放血 4 ～ 5 滴即可，该方法退热比较迅速。

（五）刮痧

对暑邪高热患儿，可采用泻法在肘窝、腘窝等部位实施刮痧处理，其方式为自上而下，促进热毒的排出，一般根据儿童的耐受程度压力适中、速度慢，出痧即可。

（六）穴位按压

小儿惊厥发作时，在进行药物治疗的同时，可选取人中、百会、涌泉、十宣、合谷、太冲等穴进行穴位按压，按压时注意要不断活动大拇指，不能一直放在穴位上不动，时间控制在 20 ～ 40 次 / 分为宜。也可按压大椎、人中、曲池、合谷等以促降温，以 80 ～ 100 次 / 分以下为宜。

六、案例分析

【病例资料】

患儿，男，1 岁，昨晚开始鼻塞、流涕、轻咳，今早发现其发热，自测体温 38.0℃，即来就诊，候诊时患儿突然出现四肢抽搐、牙关紧闭、双目上视、面唇发绀，呼之不应，经急救处理约两分钟后苏醒，体温 39.8℃，舌红苔薄黄，脉浮数，咽红（++），双侧扁桃体Ⅰ度肿大，心肺听诊正常，生理反射存在，病理神经反射未引出，脑膜刺激征阴性。

【护理评估】

询问病史：患儿昨晚开始鼻塞、流涕、轻咳，今早发现其发热，自测体温 38.0℃，即来就诊，候诊时患儿突然出现四肢抽搐、牙关紧闭、双目上视、面唇发绀，呼之不应，经急救处理约 2 分钟后苏醒，体温 39.8℃，脉搏 120 次 / 分，呼吸 24 次 / 分，血压 80/60mmHg，意识不清，瞳孔散大，无呕吐、窒息现象，无过敏史，既往体健。

【护理措施】

（一）控制惊厥，保持呼吸道通畅

1. 保持环境安静，减少刺激，惊厥发作时不可将患儿抱起或高声呼叫。

2. 保持呼吸道通畅：惊厥发作时，应立即使患儿平卧，松解颈部衣扣，头偏向一侧，清除口鼻腔分泌物、呕吐物。舌后坠者，用舌钳将舌牵出，并托起小儿下颌，防止舌后坠阻塞呼吸道，造成呼吸道不畅。

3. 根据医嘱迅速应用止惊药物，必要时可以针刺人中、合谷等穴，备好气管插管和吸痰用具等急救物品。

4. 惊厥发作时，忌进任何饮食，包括饮水。当患儿惊厥停止、意识清楚后，根据病情适当给予流质或半流质饮食。

（二）防止意外损伤

1. 惊厥发作时，将纱布放在患儿手中或腋下，防止皮肤摩擦受损。

2. 用缠有纱布的压舌板放入口腔上下臼齿之间（如果没有压舌板可用铝匙柄裹以手帕）以防舌被咬伤，牙关紧闭的患儿不要用力撬开，以免损伤牙齿。

3. 惊厥发作时，不能强力按压或牵拉患儿肢体，以免骨折或脱臼。

4. 床边放置床档，防止坠床，在床栏杆处放置棉垫，同时将床上硬物移开，防止患儿惊厥时碰伤。

5. 注意患儿安全，要有专人守护。

(三) 预防并发症

1. 及时吸氧，减轻缺氧性脑损伤。

2. 密切观察病情变化，监测生命体征，注意有无脑水肿早期症状，发现异常应及时通知医生，以便采取紧急抢救措施。并严格遵医嘱在指定时间内使用脱水剂，如20%甘露醇（按0.25～0.5mL/kg使用）注意输液的速度，一般在30分钟内滴完，使用过程中应注意穿刺部位有无渗出，如有渗出应及时更换穿刺部位，即刻用2%普鲁卡因局部封闭，忌热敷。

(四) 降温

高热引起的惊厥，应立即使用退热剂，中枢性高热时给予物理降温。为预防脑水肿，以头部物理降温为主。采用冰帽，降低脑组织的代谢，减少耗氧量，提高脑细胞对缺氧的耐受性，以利于脑细胞恢复。其次为枕下、腋下、腹股沟放置冰袋，忌擦胸前区和腹部，在冰袋外包裹毛巾，防止局部冻伤，亦可用30%～50%乙醇或35～40℃温水擦浴。

(五) 遵医嘱选用以下中医护理技术

1. 抽搐时遵医嘱立即按压人中、涌泉、十宣、合谷、太冲等穴，以20～40次/分钟为宜。按压大椎、人中、曲池、合谷等以促降温，以80～100次/分以下为宜。

2. 取十宣、耳尖、耳背静脉处放血，方法是用三棱针点刺，放血4～5滴，以退热。

3. 病情稳定后，按揉百会，推三关，拿曲池，揉中脘，按揉足三里，捏脊。每个部位50～200次，手法宜轻快柔、用力持续。每日1次，7次为1个疗程，一般1～2个疗程。

(六) 心理护理

缓解家长紧张情绪，关心体贴患儿，操作熟练、准确，以取得信任；对家长予以安慰，主动向家属解释病情和预后，消除其恐惧心理，帮助家属树立信心，使其配合治疗，提高治愈效率。

(七) 健康教育

平时注意患儿生活起居有常，防止受寒。适时添加辅食，增强机体抵抗力。患者病情变化迅速、凶险，有异常及时就医。向患儿家长讲解惊厥的有关知识，指导家长掌握止惊的紧急措施及物理降温的方法，有神经系统后遗症的患儿及时给予治疗和康复锻炼。

【护理效果】

患儿于住院治疗1周后痊愈出院，出院时生命体征正常。

参考文献

1. 中华中医药学会 . 中医护理常规技术操作规程 [M]. 北京：中国中医药出版社，2006.

2. 冯运华，裘月娟 . 中医护理诊断手册 [M]. 长沙：湖南科学技术出版社，2003.

3. 唐永忠 . 中医护理学基础 [M]. 北京：中国中医药出版社，2006.

4. 姚乃礼 . 中医症状鉴别诊断学 [M]. 北京：人民卫生出版社，2004.

5. 叶任高，魏连波 . 中医临证指南 [M]. 北京：人民卫生出版社，2001.

6. 赖克方，钟南山 .《咳嗽的诊断与治疗指南（2009 版）》解析 [J]. 中国实用内科杂志，2009，29（12）：1088–1090.

7. 赖克方，钟南山 .《咳嗽的诊断与治疗指南（2015 版）》解析 [J]. 中华结核和呼吸杂志，2016，39（5）：323–354.

8. 徐桂华，张先庚 . 中医临床护理学（中医特色）[M]. 北京：人民卫生出版社，2012.

9. 张素秋 . 中医护理 [M]. 北京：中央广播电视大学出版社，2017.

10. 孙秋华 . 中医临床护理学 [M]. 北京：中国中医药出版社，2016.

11. 徐桂华，胡慧 . 中医护理学基础 [M]. 北京：中国中医药出版社，2016.

12. 吴勉华，王新月 . 中医内科学 [M]. 北京：中国中医药出版社，2012.

13. 郝玉芳，陈锋 . 中医护理学基础（双语教材）[M]. 北京：人民卫生出版社，2009.

14. 张秀勤 . 张秀琴刮痧精粹 [M]. 北京：北京出版社，2009.

15. 朱文锋 . 常见症状中医鉴别诊疗学 [M]. 北京：人民卫生出版社，2000.

16. 赵尚华 . 中医外科学 [M]. 北京：人民卫生出版社，2002.

17. 韩志德，韩联，韩芳 . 中医百病症治大全 [M]. 北京：中医古籍出版社，2010.

18. 陈佩仪 . 中医护理学基础 [M]. 北京：人民卫生出版社，2012.

19. 陈红风 . 中医外科学 [M]. 北京：人民卫生出版社，2002.

20. 郭彦，冯运华 . 常见病中西医结合健康教育指导 [M]. 北京：科学普及出版社，1999.

21. 孙秋华，孟繁洁 . 中医护理学 [M]. 北京：人民卫生出版社，2012.

22. 刘明军 . 针灸推拿与护理 [M]. 北京：人民卫生出版社，2012.

23. 王永炎，严世芸 . 实用中医内科学 [M].2 版 . 上海：上海科学技术出版社 .2010.

24. 钟益民 . 第三讲神昏（证治）[J]. 内科急诊讲座，1987，8（4）：180-182.
25. 陈菊英 . 谈"神昏"的中医护理 [J]. 甘肃省中医药协会 2008 年学术年会论文集，2008：414-416.
26. 姜良铎，刘清泉 . 中医急诊学 [M]. 北京：中国中医药出版社，2007.
27. 石学敏 . 针灸学 [M]. 北京：中国中医药出版社，2017.
28. 韦绪性 . 中医痛证诊疗大全 [M]. 北京：中国中医药出版社，1992.
29. 孙秋华 . 中医护理学 [M]. 北京：人民卫生出版社，2017.
30. 马小琴 . 护理学基础 [M]. 北京：人民卫生出版社，2012.
31. 王瑞莉，文红艳 . 健康评估 [M]. 北京：中国中医药出版社，2016.
32. 田德禄 . 中医内科学 [M]. 北京：人民卫生出版社，2002.
33. 周染云 . 常见临床症状护理 [M]. 北京：人民军医出版社，2015.
34. 张伯礼，吴勉华 . 中医内科学 [M]. 北京：中国中医药出版社，2017.
35. 薛博瑜，吴伟 . 中医内科学 [M]. 北京：人民卫生出版社 .2016.
36. 周仲英 . 中医内科学 [M].2 版 . 北京：中国中医药出版社，2008.
37. 马小琴 . 护理学基础 [M]. 北京：人民卫生出版社，2012.
38. 林三仁 . 消化内科学高级教程 [M]. 北京：人民军医出版社，2010.
39. 张珊珊，张国梁 . 消化肝胆病中医保健 [M]. 合肥：安徽科学技术出版社，2014.
40. 孙秋华，陈莉军 . 中医护理学基础 [M]. 北京：人民卫生出版社，2016.
41. 田德禄，蔡淦 . 中医内科学 [M]. 上海：上海科学技术出版社，2013.
42. 郝玉芳，马良宵 . 中医护理学（双语教材）[M]. 北京：人民卫生出版社，2015.
43. 张伯礼，薛博瑜 . 中医内科学 [M]. 北京：人民卫生出版社，2002.
44. 刘媛 . 基于中医古籍研究的"消渴"理论源流及内涵探讨 [D]. 北京：中国中医科学院，2015.
45. 林静 . 基于古今医案数据分析的消渴病证治规律研究 [D]. 哈尔滨：黑龙江中医药大学，2008.
46. 张素秋，孟昕，李莉 . 常见病中医护理常规 [M]. 北京：人民军医出版社，2012.
47. 高泓，谢春光，赵旭 . 浅析古代医籍对消渴病因病机的认识 [J]. 时珍国医国药，2009，20（08）：1859-1860.
48. 中华医学会糖尿病学分会 . 中国糖尿病药物注射技术指南 2011 版（节选）[J]. 中华全科医师杂志，2012.
49. 高静佩 . 中医食疗对水肿患者饮食的护理干预 [J]. 辽宁中医杂志，2015，42（8）：1519-1520.
50. 李曰庆，何清湖 . 中医外科学 [M]. 北京：中国中医药出版社，2012.
51. 吕培文 . 王玉章皮外科及肿瘤证治精萃 [M].2 版 . 北京：北京科学技术出版社，2016.
52. Adam T.Gerstenblith.Wills 眼科手册 [M]. 魏文斌，译 . 北京：科学出版社，2017.
53. 刘雁峰，梁雪芳，徐莲薇 . 中医妇科学 [M]. 北京：人民卫生出版社，2021.

54. 谢幸，孔北华，段涛 . 妇产科学 [M].9 版 . 北京：人民卫生出版社，2018.
55. 张玉珍 . 中医妇科学 [M]. 北京：中国中医药出版社，2017.
56. 郑平 . 中医妇科护理学 [M]. 北京：人民卫生出版社，2006.
57. 王雪峰，郑健 . 中西医结合儿科学 [M]. 北京：中国中医药出版社，2016.

附录

附表1　中华人民共和国中医药行业标准（中医内科）咳嗽

病证诊断疗效标准 ZY/T001.1-94

咳嗽的诊断依据、证候分类、疗效评定

咳嗽是因邪客肺系，肺失宣肃，肺气不清所致，以咳嗽、咳痰为主要症状的病症。多见于急、慢性支气管炎。

1. 诊断依据

1.1 咳逆有声，或伴咽痒咳痰。

1.2 外感咳嗽，起病急，可伴有寒热等表证。

1.3 内伤咳嗽，每因外感反复发作，病程较长，可咳而伴喘。

1.4 急性期查血白细胞总数和中性粒细胞增高。

1.5 两肺听诊可闻及呼吸音增粗，或伴散在干湿性啰音。

1.6 肺部 X 线摄片检查，正常或肺纹理增粗。

2. 证候分类

2.1 风寒袭肺：咳嗽声重，咳痰稀薄色白，恶寒，或有发热，无汗。舌苔薄白，脉浮紧。

2.2 风热犯肺：咳嗽气粗，咳痰黏白或黄，咽痛或咳声嘶哑，或有发热，微恶风寒，口微渴。舌尖红，苔薄白或黄，脉浮数。

2.3 燥邪伤肺：干咳少痰，咳痰不爽，鼻咽干燥，口干。舌尖红，苔薄黄少津，脉细数。

2.4 痰热壅肺：咳嗽气粗，痰多稠黄，烦热口干。舌质红，苔黄腻，脉滑数。

2.5 肝火犯肺：咳呛气逆阵作，咳时胸胁引痛，甚则咯血，舌红，苔薄黄少津，脉弦数。

2.6 痰湿蕴肺：咳声重浊，痰多色白，晨起为甚，胸闷脘痞，纳少。舌苔白腻，脉滑。

2.7 肺阴亏虚：咳久痰少，咳吐不爽，痰黏或夹血丝，咽干口燥，手足心热。舌红，少苔，脉细数。

2.8 肺气亏虚：病久咳声低微，咳而伴喘，咳痰清稀色白，食少，气短胸闷，神倦乏力，自汗畏寒。舌淡嫩，苔白，脉弱。

3. 疗效评定

3.1 治愈：咳嗽及临床体征消失；内伤咳嗽在两周以上未发作者为临床治愈。

3.2 好转：咳嗽减轻，痰量减少。

3.3 未愈：症状无明显改变。

附表 2　莱塞斯特咳嗽生命质量问卷（LCQ）

下列问题是为评估咳嗽对您生命质量的全方位影响而设计的。请认真阅读每一个问题，在您认为最好的答案上画圈。请如实回答所有问题。

1. 近两周来，咳嗽会让您胸痛或肚子痛吗？

①一直都会 ②大多数时间会 ③时常会 ④有时会 ⑤很少会 ⑥几乎不会 ⑦一点也不会

2. 近两周来，您会因咳嗽有痰而烦恼吗？

①每次都会 ②多数时间会 ③不时会 ④有时会 ⑤偶尔会 ⑥极少会 ⑦从来不会

3. 近两周来，咳嗽会让您感到疲倦吗？

①一直都会 ②大多数时间会 ③时常会 ④有时会 ⑤很少会 ⑥几乎不会 ⑦一点也不会

4. 近两周来，您觉得能控制咳嗽吗？

①一点也不能 ②几乎不能 ③很少能 ④有时能 ⑤常常能 ⑥多数时间能 ⑦一直都能

5. 近两周来，咳嗽会让您觉得尴尬吗？

①一直都会 ②大多数时间会 ③时常会 ④有时会 ⑤很少会 ⑥几乎不会 ⑦一点也不会

6. 近两周来，咳嗽会让您焦虑不安吗？

①一直都会 ②大多数时间会 ③时常会 ④有时会 ⑤很少会 ⑥几乎不会 ⑦一点也不会

7. 近两周来，咳嗽会影响您的工作或其他日常事务吗？

①一直都会 ②大多数时间会 ③时常会 ④有时会 ⑤很少会 ⑥几乎不会 ⑦一点也不会

8. 近两周来，咳嗽会影响您的整个娱乐生活吗？

①一直都会 ②大多数时间会 ③时常会 ④有时会 ⑤很少会 ⑥几乎不会 ⑦一点也不会

9. 近两周来，接触油漆油烟会让您咳嗽吗？

①一直都会 ②大多数时间会 ③时常会 ④有时会 ⑤很少会 ⑥几乎不会 ⑦一点也不会

10. 近两周来，咳嗽会影响您的睡眠吗？

①一直都会 ②大多数时间会 ③常常会 ④有时会 ⑤很少会 ⑥几乎不会 ⑦一点也

不会

11. 近两周来，您每天阵发性咳嗽发作多吗？

①持续有 ②次数多 ③时时有 ④有一些 ⑤偶尔有 ⑥极少有 ⑦一点也没有

12. 近两周来，您会因咳嗽而情绪低落吗？

①一直都会 ②大多数时间会 ③时常会 ④有时会 ⑤很少会 ⑥几乎不会 ⑦一点也不会

13. 近两周来，咳嗽会让您厌烦吗？

①一直都会 ②大多数时间会 ③时常会 ④有时会 ⑤很少会 ⑥几乎不会 ⑦一点也不会

14. 近两周来，咳嗽会让您声音嘶哑吗？

①一直都会 ②大多数时间会 ③时常会 ④有时会 ⑤很少会 ⑥几乎不会 ⑦一点也不会

15. 近两周来，您会觉得精力充沛吗？

①一点也不会 ②几乎不会 ③很少会 ④有时会 ⑤常常会 ⑥多数时间会 ⑦一直都会

16. 近两周来，咳嗽会让您担心有可能得了重病吗？

①一直都会 ②大多数时间会 ③时常会 ④有时会 ⑤很少会 ⑥几乎不会 ⑦一点也不会

17. 近两周来，咳嗽会让您担心别人觉得您身体不对劲吗？

①一直都会 ②大多数时间会 ③时常会 ④有时会 ⑤很少会 ⑥几乎不会 ⑦一点也不会

18. 近两周来，您会因咳嗽中断谈话或接听电话吗？

①每次都会 ②大多数时间会 ③时常会 ④有时会 ⑤很少会 ⑥几乎不会 ⑦一点也不会

19. 近两周来，您会觉得咳嗽惹恼了同伴、家人或朋友？

①每次都会 ②多数时间会 ③不时会 ④有时会 ⑤偶尔会 ⑥极少会 ⑦从来不会

附表 3 《眩晕诊治多学科专家共识 2017》眩晕调查问卷（6）

题目	评分标准
1. 发病以来您的感觉	0 —无症状 1 —转圈样旋转 2 —倒向一侧 3 —周围物体绕着我旋转 4 —漂浮感

续表

题目	评分标准
2. 眩晕多长时间发作1次	0－无症状
	1－数年
	2－数月
	3－数周
	4－数天
	5－数时
3. 每次眩晕出现多长时间	0－无症状
	1－数秒
	2－数分
	3－数小时
	4－数天
	5－数周
4. 第1次出现眩晕是什么时候	0－无症状
	1－数小时前
	2－数天前
	3－数周前
	4－数月前
	5－数年前
5. 最后1次出现眩晕是什么时候	0－无症状
	1－数小时前
	2－数天前
	3－数周前
	4－数月前
	5－数年前
6. 眩晕发作时的情况（可多选）	0－无症状
	1－恶心
	1－呕吐
	1－大汗
	1－头痛
	1－肢体麻木
	1－眼前发白或发黑
	1－跌倒

续表

题目	评分标准
7．发作间隔时间	0 —无症状 1 —没有变化 2 —逐渐延长 3 —逐渐缩短
8．眩晕的形式	0 —无症状 1 —反复发作 2 —持续发作
9．眩晕主要发生在躺下、坐起或床上翻身时吗	0 —无症状 1 —是 2 —否
10．眩晕发生时的情况	0 —无症状 1 —听力急剧下降 2 —耳鸣 3 —耳闷胀感 4 —耳周麻木感
得分：　分	＞25 分严重眩晕 ＞20 分明显眩晕 ＞14 分肯定有眩晕 ＞7 分可能有眩晕 7 分以下没有眩晕症状

附表 4　视功能 -14（VF-14）中文修订版

姓　名	性　别
年　龄	文化程度
住　址	职　业
填表日期　年　月　日	电　话
指导语：下面列出了 12 项与您视功能有关的日常活动。请仔细阅读表格左侧的说明。首先确定该项目对您是否适用。如不适用请在“不适用”选项前面的方框内打√，后进行下一个条目；如果该项目日常活动对您适用，选择是否受到影响。如无影响，在“否”前面的方框内打√，再进行下一个条目的回答；若有影响，在“是”前面的方框中打√，后选择对您影响的程度。请根据您最近 1 周的情况回答下列问题。如果您遇到难以确定的问题，请尽可能给出最佳的答案（如果需要可佩戴眼镜）。谢谢您对我们工作的支持！	
1	当您阅读小字体，药瓶上标签、电话簿或食品商标上的文字时是否感到困难
在后面的 3 个选项之一前面画√	□是　□否　□不适用

续表

若选“是”，目前在这个问题上所面临的困难程度是（选择一项，并在前面画√）	□ 轻度困难 □ 中度困难 □ 重度困难 □ 因视力问题无法阅读
2	您读书看报是否感到吃力
在后面的 3 个选项之一前面画√	□ 是　□ 否　□ 不适用
若选“是”，目前在这个问题上所面临的困难程度是	□ 有些困难 □ 中度困难 □ 重度困难 □ 因视觉问题无法阅读
3	您在看印刷字体较大的书报或电话机上显示的电话号码时是否戴着眼镜也感到困难?
在后面的 3 个选项之一前面画√	□ 是　□ 否　□ 不适用
若选“是”，目前在这个问题上所面临的困难程度是	□ 有些困难 □ 中度困难 □ 重度困难 □ 因视觉问题无法阅读
4	当别人走到您身边时，否戴着眼镜您也很难认出他们是谁
在后面的 3 个选项之一前面画√	□ 是　□ 否　□ 不适用
若选“是”，目前在这个问题上所面临的困难程度是	□ 有些困难 □ 中度困难 □ 重度困难 □ 因视觉问题无法阅读
5	你是否戴着眼镜也看不清车站、楼梯和人行道
在后面的 3 个选项之一前面画√	□ 是　□ 否　□ 不适用
若选“是”，目前在这个问题上所面临的困难程度是	□ 有些困难 □ 中度困难 □ 重度困难 □ 因视觉问题根本无法看清
6	您戴着眼镜是否也看不清交通标志、街道名牌或商店招牌
在后面的 3 个选项之一前面画√	□ 是　□ 否　□ 不适用
若选“是”，目前在这个问题上所面临的困难程度是	□ 有些困难 □ 中度困难 □ 重度困难 □ 因视觉问题根本无法看清
7	即使戴着眼镜您是否也难以做一些精细的活计如织毛衣、刺绣或木工

续表

在后面的 3 个选项之一前面画√	□是 □否 □不适用
若选“是”，目前在这个问题上所面临的困难程度是	□有些困难 □中度困难 □重度困难 □因视觉问题无法干此活
8	即使戴着眼镜您是否也难以填表或写信
在后面的 3 个选项之一前面画√	□是 □否 □不适用
若选“是”，目前在这个问题上所面临的困难程度是	□有些困难 □中度困难 □重度困难 □因视觉问题无法填表或写信
9	戴着眼镜您是否也难以参加一些娱乐活动，打麻将，扑克牌
在后面的 3 个选项之一前面画√	□是 □否 □不适用
若选“是”，目前在这个问题上所面临的困难程度是	□有些困难 □中度困难 □重度困难 □因视觉问题无法参加这些活动
10	戴着眼镜您是否也难以从事一些体育运动，羽毛球，乒乓球
在后面的 3 个选项之一前面画√	□是 □否 □不适用
若选“是”，目前在这个问题上所面临的困难程度是	□有些困难 □中度困难 □重度困难 □因视觉问题无法参加这些活动
11	戴着眼镜您是否做饭也有困难
在后面的 3 个选项之一前面画√	□是 □否 □不适用
若选“是”，目前在这个问题上所面临的困难程度是	□有些困难 □中度困难 □重度困难 □因视觉问题无法做饭
12	戴着眼镜您是否看电视仍有困难
在后面的 3 个选项之一前面画√	□是 □否 □不适用
若选“是”，目前在这个问题上所面临的困难程度是	□有些困难 □中度困难 □重度困难 □因视觉问题无法看电视

VF-14 量表中文修订本计分方法：被试者首先选择该条目的活动是否受到影响或不适用，如果该条目活动受到影响，评价该活动受到影响的程度，4 个等级（轻度、中度、重度、完全无法完成，按 1 ～ 4 分记录）。